# ÉTUDE

SUR

# LA MORT SUBITE

## DANS L'ENFANCE

CAUSÉE

## PAR LES TROUBLES DU SYSTÈME NERVEUX.

Paris. — RIGNOUX, Imprimeur de la Faculté de Médecine,
rue Monsieur-le-Prince, 31.

# ÉTUDE

SUR LA

# MORT SUBITE

## DANS L'ENFANCE

CAUSÉE

## PAR LES TROUBLES DU SYSTÈME NERVEUX,

PAR

**D.-O. PIHAN-DUFEILLAY,**

Docteur en Médecine de la Faculté de Paris,
ancien Interne des Hôpitaux de Nantes,
Lauréat de l'École de Médecine de la même ville,
Interne en Médecine et en Chirurgie des Hôpitaux civils de Paris
(Enfants Malades, Lourcine, Hôtel-Dieu, Saint-Louis),
Lauréat, 1<sup>re</sup> Mention (Prix de l'Externat, 1858),
Élève de l'École pratique de la Faculté,
Membre de la Société d'Anthropologie, de la Société Anatomique,
de la Société médicale d'Observation, et de la Société Botanique de France.

---

Il faut avoir beaucoup étudié pour savoir peu.

(MONTESQUIEU, *Pensées.*)

---

# PARIS.

A. COCCOZ, LIBRAIRE-ÉDITEUR,
rue de l'École-de-Médecine, 30.

—

1861

Attaché, pendant mon internat des hôpitaux de Nantes et de Paris, à des services de jeunes enfants, j'ai eu l'occasion de voir survenir quelques cas de morts, sinon instantanées, du moins fort rapides et surtout complétement inattendues. Ce fut en vain que je recherchai, dans les nombreux travaux édités sur la mort subite, quelques renseignements propres à m'édifier sur les conditions spéciales qui favorisent, pendant l'enfance, de tels accidents. Je fus donc réduit à collectionner les faits et à les interpréter, travail qui siérait mieux à la longue expérience d'un praticien qu'à l'impéritie d'un élève. Aussi ne comptais-je nullement publier actuellement et sous cette forme le résultat encore beaucoup trop incomplet de mes recherches, quand je me suis vu tout à coup dans la nécessité de subir au plus vite la dernière épreuve du doctorat.

Pris en quelque sorte au dépourvu, et dans l'imposibilité de terminer à temps le mémoire que j'espérais présenter comme thèse inaugurale, j'ai dû rédiger à la hâte quelques chapitres de ce travail dont j'avais, depuis quelque temps déjà, réuni et ordonné les matériaux. Puisse l'indulgence de mes juges ne tenir compte aujourd'hui que de ma bonne volonté.

Parmi les divers appareils dont les modifications peuvent occasionner la mort subite, l'appareil nerveux est, sans contredit, celui dont l'examen peut s'isoler le plus aisément et dont l'étude renferme le plus de cas intéressants. C'est donc à l'histoire des morts subites, survenues dans l'enfance par suite d'une altération du système nerveux, que je vais consacrer les pages suivantes. Toutefois, je les ferai précéder d'un chapitre fort court, où j'exposerai les causes qui, à mon avis, ont dû contribuer à entretenir la croyance si générale de la rareté des morts subites dans l'enfance. Puis je terminerai ce même chapitre en définissant les mots *mort subite,* définition d'autant plus nécessaire, que bien des médecins diffèrent dans le sens qu'ils attachent aux expressions mort *subite,* mort *instantanée,* mort *inattendue,* etc., et que c'est peut-être dans les acceptions variées qu'on donne à un même mot, qu'il faut aller chercher l'origine des opinions les plus opposées.

DES

# MORTS SUBITES

## SURVENANT PENDANT L'ENFANCE

## PAR SUITE DE TROUBLES DU SYSTÈME NERVEUX.

### DE LA FRÉQUENCE DES MORTS SUBITES.

I. Parmi les phénomènes inattendus qui ont de tout temps frappé l'esprit de l'homme et excité son attention, il n'en est point qui lui ait inspiré plus de craintes et soit devenu l'objet d'explications plus variées que les faits de mort subite. Recueillis et enregistrés par les médecins de toutes les époques, ils restèrent ensevelis dans des ouvrages de tout genre, jusqu'au jour où les anatomistes purent, le scalpel à la main, en chercher la véritable cause pour en tirer des conclusions pratiques. Ce n'est pourtant que dans les temps modernes que, grâce à des dissections fréquentes et à l'observation exacte de tous les faits qu'on avait jusque-là étudiés superficiellement ou laissé passer presque inaperçus, on put lever le voile qui couvrait l'origine de la plupart de ces accidents. En groupant peu à peu les cas analogues, en comparant les symptômes avec les résultats de l'autopsie, on finit par en obtenir l'explication rationnelle, par les soupçonner d avance, et parfois même en prévenir l'accomplissement. Les immortelles recherches de Lancisi, quelques lettres de Morgagni, les travaux de Bichat, et, de nos jours, une foule de mémoires, de thèses et d'observations publiés çà et là, n'ont plus laissé sur ce sujet que de bien rares questions à élucider. Cependant, au milieu de ces travaux de toutes sortes, j'ai été frappé du peu d'attention apportée jusqu'ici à l'étude des causes de la mort subite pendant les premières années de la vie. Plus rare, sans aucun doute, que chez le vieillard et même chez l'adulte, elle n'en mérite pas moins une mention spéciale et des recherches d'autant plus sérieuses que sa fréquence est notablement plus grande que ne le semblent supposer bon nombre de médecins.

Plusieurs causes contribuent à entretenir cette erreur : elles sont d'autant mieux accréditées qu'elles sont inhérentes aux conditions mêmes d'éducation et au mode de vie des enfants dans nos habitudes sociales. Une des principales sources servant à alimenter les statistiques de morts subites est la médecine légale. Tout adulte frappé tout à coup, sans cause apparente est soumis à l'expertise du médecin-légiste et son nom va grossir la liste des morts subites. Le plus souvent pourtant, cet homme a succombé à une affection chronique dont il ressentait depuis longtemps les symptômes, anévrysmes, insuffisance aortique, etc., et la mort, quelque rapide qu'elle soit, n'a été chez lui qu'une conséquence naturelle et prévue d'une maladie bien connue. Combien, au contraire, de jeunes enfants meurent au milieu d'une courte attaque de convulsions ou dans le cours d'une affection en apparence bénigne ? Retenus par des parents qui veillent sur eux, leur mort arrive au sein de leur famille et, facilement expliquée par le médecin de la maison, ne peut avoir le retentissement qui accompagne toujours celle d'un adulte renversé au milieu de ses occupations, devant de nombreux témoins, et presque toujours autopsié judiciairement. Bien plus, l'opinion publique est tellement convaincue de la facilité avec laquelle se produit la mort chez les jeunes enfants, que, incapable de tenir compte des analogies qui existent entre deux convalescents d'une même maladie, (soit, par exemple, deux scarlatineux, l'un enfant, l'autre homme fait), elle admettra sans peine que le premier meurt tout à coup, avec des symptômes inattendus, tandis qu'elle s'étonnera longtemps de voir le second succomber de la même manière et aux mêmes phénomènes.

Les statistiques faites dans les hôpitaux d'adultes signalent un certain nombre de morts subites survenues chez des sujets atteints d'affections légères en apparence, convalescents parfois depuis plusieurs jours, et sur le point de quitter l'établissement où ils ont été soignés. La plupart des cas semblables nous échappent pendant l'enfance, soit parce que les parents n'ont pas cru devoir se séparer de leur enfant et le faire entrer dans une salle d'hôpital, pour une maladie dont ils ne comprenaient pas la gravité, soit parce qu'ils ont voulu abréger la durée de son séjour loin d'eux et l'ont retiré avant l'époque où seraient survenus les accidents.

C'est enfin dans la classe aisée que pratiquent les médecins répandus dont la vaste expérience pourrait faire foi en semblable question. Or c'est dans cette classe que, grâce au bien-être dont on entoure les enfants, les exemples des morts subites sont de beaucoup les plus rares. C'est dans le peuple que la misère, les privations, l'encombrement, l'absence des règles les plus simples de l'hygiène, une nourriture malsaine et parfois insuffisante, prédisposent d'une manière incontestable les jeunes enfants aux accidents graves qui les emportent avec une si grande rapidité.

Telles sont les raisons qui nous ont fait admettre comme beaucoup plus fréquente qu'on ne le supposait la mort subite dans l'enfance ; il nous reste actuellement à les appuyer sur des faits. Les statistiques de cette nature sont, nous l'avons dit, fort peu communes ; cependant nous en avons trouvé deux qui viennent pleinement confirmer notre opinion. L'une est due au D$^r$ Ch. West (1) :

---

(1) *Médical Times,* 26 novembre 1859.

sur 627 cas de mort subite, inscrits sur un des registres de Londres pendant l'année 1854, 236 étaient relatifs à des enfants de moins d'un an, 36 à des enfants de 1 à 5 ans. « Encore, ajoute l'auteur, cette statistique doit-elle être incomplète, car nous devrions envisager ici non-seulement les enfants morts au milieu d'une excellente santé, mais encore ceux qui ont succombé subitement dans le cours d'une affection dont les symptômes peu graves ne semblaient présager aucun danger immédiat. » Notre seconde statistique n'est autre chose qu'un compte-rendu publié à Ratisbonne, par MM. Herrich et Kopp (1), médecins chargés de vérifier judiciairement les causes de mort subite. Dans cette pièce il est question de 21 cas survenus pendant l'année chez des enfants de différents âges, dans la seule ville de Ratisbonne, dont le chiffre de population est, comme on le sait, assez peu élevé.

Un médecin anglais, le D<sup>r</sup> Doherty, a publié un ouvrage que nous n'avons pu nous procurer, à notre grand regret, car si nous en jugeons d'après le titre, nous y aurions trouvé d'amples renseignements sur le sujet qui nous occupe. D'après un résumé extrêmement succinct que nous en donne la *Gazette médicale de Paris* (2), l'auteur aurait spécialement traité les accidents qui se produisent au moment de la naissance, notamment la syncope, l'asphyxie, et l'apoplexie des nouveau-nés.

Le D<sup>r</sup> Kuttner, de Dresde, a fait une étude comparative sur dix mille cas de maladies de l'enfance, parmi lesquels bon nombre ont été mortels, et dont quelques-uns seulement se sont terminés très-rapidement par une mort presque subite. Des conclusions de son travail, nous avons extrait les trois suivantes, qui, tout en ne s'adressant point uniquement à notre sujet, et embrassant une série de faits beaucoup plus étendue que celle dont nous faisons ici l'histoire, n'en sont pas moins curieuses et dignes de toute attention (3).

---

(1) Brochure in 8°; Ratisbonne, 1858.
(2) *Gazette médicale de Paris*, p. 498, 1844.
(3) *Journal für kin der krankheiten*, n<sup>os</sup> 1, 2, 1859.

« Dans la première année, les garçons beaucoup plus que les filles succombent aux maladies du tube digestif.

« Les maladies de l'encéphale, de la moelle, et les névroses, sont deux fois plus fréquentes chez les garçons que chez les filles, depuis et y compris la cinquième année. Chez les filles, depuis l'âge de 3 ans, prédominent les maladies des voies respiratoires.

« A partir de 9 ans, les affections, les tumeurs du thymus, et les spasmes laryngés, sont plus fréquents chez les filles que chez les garçons. »

Nous terminerons les quelques considérations que nous voulions présenter à l'appui de notre opinion, sur la fréquence des morts subites dans l'enfance, en notant qu'elles se rencontrent surtout pendant la première année de la vie. Cette différence très-notable, qui se compte aux dépens de la première enfance, est bien connue des praticiens, et pour en donner une idée, il me suffira de comparer les chiffres que nous fournit M. West (1).

Il en résulte une proportion de 6 $\frac{1}{2}$ : 1 entre les décès imprévus des enfants au-dessous de 1 an, et de ceux qui ont dépassé cet âge.

Les périodes établies par les physiologistes au point de vue des progrès du corps, paraissent exercer une action assez sensible sur tout l'organisme, qui, ainsi modifié, fournit une prise aisée aux divers agents morbides, c'est par exemple à l'époque du sevrage, et vers la fin de la première dentition, que se manifeste le glottisme, et qu'il fait le plus grand nombre de victimes. C'est au moment de la deuxième dentition que se montrent des convulsions intenses, dont l'issue le plus souvent heureuse, peut parfois être funeste, etc. Ces faits trouvent leur explication dans l'exagération de l'activité vitale, l'impressionabilité extrême qu'imprime aux centres nerveux l'établissement de nouvelles fonctions, et les modifications qu'elles apportent

---

(1) *Op. cit.*

dans les habitudes de l'organisme. Enfin, le chiffre des morts si nombreux dans les quelques jours qui suivent la naissance, s'explique aisément dans l'incurie de certains parents, la fragilité d'organisation du jeune être, et les conditions nouvelles si variées de nutrition, d'entourage, de calorification, auxquelles il est brusquement soumis.

### DÉFINITION.

II. Après m'être expliqué sur la fréquence de la mort subite dans l'enfance, et sur quelques-unes des causes qui, selon moi, ont dû contribuer à prolonger l'oubli dans lequel on l'avait laissée jusqu'ici, je dois, avant d'expliquer son mode de production, définir exactement le sens que j'attribue à l'expression *mort subite*.

Rigoureusement, on ne devrait peut-être l'appliquer qu'aux cas de morts soudaines, instantanées, qui frappent des sujets au milieu d'une santé florissante. Toutefois, une telle définition changerait l'acception usuelle des mots *mort subite*, pour en faire, en quelque sorte, le synonyme de *mort violente*. En effet, n'admettre une mort comme subite, que si elle renverse un individu en pleine santé, serait, à peu d'exceptions près, réduire son étiologie à celle des accidents.

Telle n'est point l'interprétation que je donne à cette expression. La mort, a dit Lancisi, quel que soit son mode de production, est toujours subite; *puncto temporis contingens*. Ce fait vrai pour le physiologiste qui étudie et qui apprécie les phénomènes de la vie et de mort, cesse de l'être pour le médecin dont le devoir est de porter un pronostic exact sur le malade confié à ses soins. Que lui importe que le phénomene *mort* s'accomplisse en quelques secondes de plus ou de moins? Ce qu'il doit connaître, c'est la présence ou l'absence partielle ou complète des symptômes qui annoncent et précèdent la *mort*, c'est l'imminence du danger dans mainte circonstance où il paraît encore éloigné, c'est la possibilité d'un accident rapidement funeste, à la suite de prodrômes légers, pendant une convalescence, au milieu d'une santé florissante, ou bien dans le cours d'une affection chronique qui n'avait jusque-là en rien inquiété le malade. C'est en cette étude, la seule utile pour le médecin, que nous allons faire consister notre travail.

Rarement instantanée, ordinairement très-rapide, la mort subite peut être traumatique ou spontanée ; dans bien des cas on ne saurait poser une limite précise entre ces deux variétés, dont le mécanisme peut être le même, et la cause seule différer. Je n'en veux qu'un exemple :

Comment séparer l'histoire de deux individus succombant rapidement, l'un à la rupture spontanée d'un anévrysme de l'aorte, l'autre à la perforation de ce vaisseau par un coup d'épée ?

Elle peut atteindre l'homme en santé et l'homme malade : la mort qui survient tout à coup chez un malheureux souffrant depuis longtemps d'une insuffisance de l'aorte ou d'un hydrothorax est pour nous tout aussi subite que celle qui succède à une congestion cérébrale intense, survenant à la suite d'un accès de colère, chez un homme parfaitement sain d'ailleurs.

Enfin l'agonie peut avoir une durée variable, et c'est sur cette durée que se base la division suivante :

Dans la mort *instantanée,* la vie cesse sans combat, sans réaction ; dans la mort *subite,* la vie s'éteint à la suite d'une lutte de quelques heures, sous l'influence de phénomènes inattendus apparaissant tout à coup, et d'une intensité rapidement funeste.

Les principaux caractères de la mort subite sont donc pour nous, 1° d'être *imprévue,* en admettant toutefois que les moyens dont nous disposons pour porter un pronostic aient été convenablement employés ; 2° de se produire, sinon instantanément, du moins très-rapidement, en quelques heures au plus.

C'est en nous fondant sur ces deux caractères que nous choisirons les faits qui doivent entrer dans cette étude, et que nous définirons ici la mort subite en disant :

*La mort subite est celle qui survient, soit instantanément, soit dans un espace de temps court et d'une façon imprévue, pendant l'état de santé ou de maladie ,* définition qui se rapproche beaucoup de celle que nous a laissée Morgagni : « Nomine autem subitæ mortis eam hic ac-« cipimus, quæ sive ejus præsentia fuerit, sive non fuerit, celerrime « hominem rapit, præter ipsius aliorumve eo quidem tempore expec-« tationem. »

# PREMIÈRE PARTIE.

## CHAPITRE Iᴱᴿ.

**Du rôle du système nerveux dans la pathologie de l'enfance.**

III. C'est à ses conditions physiologiques spéciales que chaque âge est redevable des modifications qu'il imprime aux maladies. Dans l'enfance, le caractère dominant des fonctions est de tendre vers un but d'organisation et d'accroissement constants. L'excès de vie que possède l'organisme défraie le travail de nutrition exagéré, qui à la fois répare et accroît le corps d'une façon régulière. Les organes d'assimilation, doués d'une activité bien supérieure à celle dont ils feront preuve plus tard, sont stimulés par l'énergie du système respiratoire et secondés par la puissance de l'hématose. Le système nerveux, développé dans des proportions plus vastes que celles de tous les autres organes, leur communique une suractivité qui devient inutile quelques années plus tard, coordonne toutes leurs fonctions, et les domine par la supériorité de son organisation.

Privés pour ainsi dire de vie propre, les différents appareils organiques de l'enfant sont intimement liés entre eux dans l'accomplissement de leurs fonctions ; aussi réagissent-ils les uns sur les autres sous l'influence morbide, si bien que la modification pathologique, localisée d'abord sur un viscère, retentit bientôt sur toute l'économie. Cette généralisation de la maladie est l'œuvre des centres nerveux ; c'est vers eux que convergent toutes les impressions, et c'est d'euxqu'elles s'irradient ensuite dans tout l'organisme. Cette prépondérance constante du système nerveux, auquel aboutissent toutes ces impressions locales pour aller de là modifier l'ensemble des autres fonctions, est pour nous un des caractères particuliers des maladies de l'enfance. Il suffit à lui seul pour les différencier de celles des vieillards, auxquelles on les a trop souvent et trop complétement comparées, et dans lesquelles nous trouvons l'isolement complet de chaque fonction, l'annihilation fréquente de l'influence dominatrice de l'encéphale, enfin une vie propre pour chaque appareil qui se modifie sans influencer notablement l'état des autres organes. Cette faiblesse, dont on a fait l'apanage de l'enfance et de la vieillesse, n'offre donc point, comme on le prétend sans cesse, des caractères identiques aux deux âges extrêmes de la vie. Chez le vieillard, en effet, il y a débilité réelle, absolue, radicale ; chez l'enfant, l'affaiblissement apparent résulte de la distribution vicieuse de ses forces, qui se portent surtout vers les organes de la nutrition et de la respiration. C'est, il est vrai, vers ces mêmes fonctions que se concentre le peu d'énergie vitale qui reste au vieillard ; mais chez lui, le moindre trouble, la moindre accélération de la circulation amènent la résolution des forces, la prostration et l'adynamie, tandis que chez l'enfant cette même cause produira une surexcitation cérébro-spinale immédiate et une réaction générale, si rapide, si puissante, si disproportionnée avec l'intensité de la cause, qu'elle effraie souvent le médecin, obscurcit son diagnostic, et lui masque parfois la nature vraie du mal. C'est cette différence si tranchée dans les résultats d'une même cause qui nous explique la fréquence de la paralysie dans la vieillesse et la multiplicité des convulsions dans l'enfance ; mais aussi, c'est cette même exagération de la vie animale et de l'excitation nerveuse qui amènent l'enfant aux mêmes fins que le vieillard usé et décrépit. Chez le premier, l'activité vitale est si grande que l'asthénie survient aussitôt qu'une indisposition passagère enraye les fonctions de nutrition, car s'il existe une grande énergie vitale, il y a aussi une grande dépense de forces. Chez le vieillard, cette dépense est infiniment moindre, mais, en revanche, il y a si peu de forces en réserve, qu'il suffit de très-peu de dépense pour les employer.

Dans l'enfance, une affection même légère se manifestera donc par une perturbation générale grave ; les symptômes locaux s'éclipseront devant les troubles du système nerveux ; les signes pathognomoniques, d'abord indécis, seront souvent négligés en présence de l'ébranlement de toute l'économie : et s'il faut citer un exemple, ne voyons-nous pas chaque jour les affections les plus graves, pneumonie, péritonite, ne se révéler tout d'abord que grâce aux phénomènes de délire, de convulsions ou de coma ? L'enfant vit donc par l'excitation constante de son système nerveux ; et nous en devons conclure qu'en lui imprimant, directement ou indirectement, la plus légère altération, il en résultera un état morbide imprévu assez énergique pour produire tout à coup des accidents aussi graves qu'inattendus.

IV. Il y a loin de cette hypersthénie cérébrale à la prostration que nous offrira le même enfant, lorsque cette excitation se sera usée pendant les différentes phases d'une longue maladie. Nous le trouverons alors dans un état analogue à celui que nous rencontrerons d'emblée chez les enfants affaiblis, cachectiques, exposés à toutes les causes de débilitation, végétant sous l'influence fatale d'une diathèse, au milieu des pires conditions d'hygiène, souvent même privés d'une alimentation suffisante. Qu'un tel enfant soit pris d'une affection aiguë ; cette fois, nous avons un tout autre cortége de symptômes : de l'affaissement, de l'indifférence, quelques rares et légers mouvements convulsifs, de l'abattement, du refroidissement, tous phénomènes inquiétants qui, cette fois encore, domineront les signes locaux, et imprimeront leur caractère à la maladie. L'enfant succombe, que montre l'autopsie ? Rien, trop souvent ; dans d'autres cas, une lésion anatomique si légère qu'on ne saurait y voir la cause de la mort ; rarement enfin une explication plausible et suffisante de cette terminaison rapidement funeste. Qu'invoquer alors ? si ce n'est un épuisement nerveux tel, que la vie a pu se maintenir tant que rien d'anormal ne s'est manifesté, et que la mort est devenue inévitable le jour où une excitation morbide a détourné à son profit le peu de

puissance incitatrice émise encore par les centres nerveux affaiblis.
C'est ce genre de mort, fréquent surtout dans la première enfance,
que nous pouvons comparer à celle de l'extrême vieillesse. L'activité nerveuse s'est éteinte en même temps que la vie disparaissait
des autres organes ; il y a eu mort simultanée de chacune des mo-
lécules qui composent l'organisme, mort indépendante pour chaque
cellule, mort qui est résultée de la diminution lente, puis de la cessation des phénomènes de nutrition. Les centres nerveux sont alors
le dernier refuge de la vie ; ils entretiennent encore, malgré leur
débilité, les fonctions des viscères placés immédiatement sous leur
dépendance, jusqu'au moment où un mouvement brusque, une se-
cousse subite viennent, par l'excitation qu'ils nécessitent, enlever au
système nerveux le peu de puissance qu'il possédait encore. L'enfant
s'éteint plutôt qu'il ne meurt ; la vie disparaît sans lutte, sans agonie,
par une sorte d'usure, alors que la maladie qui a suscité tous ces
phénomènes est en apparence stationnaire, et n'accuse par aucun
symptôme propre, par aucun signe à elle spécial, l'imminence du
danger.

V. Nous venons d'envisager l'altération du système nerveux
comme l'agent immédiat de la mort. Nous arrêter ici serait nous
borner à constater un effet sans en rechercher la cause. Tout en admettant qu'il puisse se produire une excitation ou un affaiblissement
nerveux idiopathique suffisant pour entraîner à lui seul la mort,
nous devons reconnaître que de telles modifications ne sont le plus
souvent que secondaires et subordonnées aux lésions des divers organes dont les modifications réagissent rapidement sur le système
nerveux central. A mesure que l'homme avance en âge, cette synergie
d'action des grands appareils et cette impressionnabilité des centres
nerveux diminuent si bien, que dans la vieillesse des viscères d'une
importance majeure peuvent souffrir sans influencer notablement le
reste de l'organisme. C'est que les fonctions se sont isolées, que la
vie d'ensemble a diminué de puissance, que chaque organe s'est af-

faibli, au point qu'il vit et meurt presque séparément. Dans l'enfance, nous trouvons, au contraire, une harmonie complète entre ces mêmes fonctions. Le système nerveux les unit, les excite, les dirige, en même temps qu'il en reçoit des impressions qui peuvent devenir assez énergiques pour lui imprimer de profondes modifications. De cette simultanéité d'action et de cette influence mutuelle naît dans toute maladie un ensemble de symptômes mixtes où prédominent les manifestations nerveuses unies aux signes propres fournis par la fonction malade ; ceux-ci peuvent même, en quelques circonstances, disparaître presque complétement derrière les phénomènes de réaction éveillée dans le système nerveux, et de là dans les divers appareils. Bientôt ces accidents cesseront d'être purement sympathiques ; ils deviendront peu à peu la manifestation de lésions qu'ils susciteront dans les organes dont la sympathie a été tout d'abord si vivement excitée, et ainsi naîtront des complications dont les dangers dépasseront souvent ceux de l'affection, cause première de tous ces accidents. Telle est l'explication, telle que je la comprends, de tant de symptômes, en apparence bizarres et inexpliqués, qui donnent aux maladies de l'enfance un aspect si particulier; j'ai cru devoir la donner ici et la développer dans le paragraphe suivant, car j'aurai plus d'une fois en ce travail occasion de l'invoquer.

VI. Il est généralement admis que les différents actes vitaux sont sous l'influence directe des centres nerveux et en particulier des nerfs du grand sympatique. Or si nous songeons à l'action immédiate qu'exerce sur toutes les fonctions le nerf qui y préside, si nous nous rappelons les communications nombreuses des rameaux ganglionnaires entre eux et leur centre, les anastomoses qui relient leurs filets et les unissent à l'axe cérébro-rachidien, nous nous expliquerons aisément la dépendance et la sympathie mutuelles des divers organes qui composent le corps.

Si nous admettons de plus que les manifestations dites organiques résultent de l'action des nerfs ganglionnaires sur les tissus qu'ils pénètrent, les vaisseaux sur les parois desquels ils rampent, le sang et les liquides à la formation et au cours desquels ils président, et si réciproquement nous admettons une action de ces organes sur les nerfs ramifiés à leur infini dans leur épaisseur, il en doit résulter nécessairement que toute lésion nerveuse amènera une modification organique, et réciproquement qu'il y aura réaction puissante sur le système nerveux dans les affections siégeant primitivement sur les organes.

Nous voyons dès lors une série de réactions se produire sur le système nerveux ganglionnaire, puis de celui-ci sur les autres appareils dans lesquels il entretient la vie, et finalement le retentissement se fait sentir jusque sur l'appareil encéphalo-rachidien dont les manifestations morbides propres, convulsions, paralysie, coma, etc., viennent compliquer l'affection première, la masquer et lui donner un aspect si inattendu que l'esprit détourné laisse passer inaperçue la cause réelle du mal.

C'est en se mettant à ce point de vue, en tenant compte de la structure et des propriétés particulières de chaque organe, de l'importance relative de ses fonctions, de l'intimité de ses connexions avec le système nerveux, de la puissance et de l'activité des centres nerveux suivant l'âge, les conditions extérieures, qu'on peut se rendre compte facilement des modifications variées qui se produisent dans les maladies de l'enfance, modifications qui malgré leur dissemblance apparente se rattachent toutes aux mêmes types.

De l'exaltation nerveuse à l'asthénie, malgré la distance qui semble séparer ces deux expressions, il n'y a en réalité qu'un pas. Les différences proviennent de circonstances étrangères à la maladie; force de résistance du malade, âge, durée de l'affection, etc. Pour nous servir d'une comparaison toute mécanique, nous dirons que la force est la même, et que les conditions de son application seules ont varié. La réaction d'un organe parfois à peine lésé est la source première de tous ces accidents ; si cette réaction se fait aux dépens de l'axe cérébro-spinal il en résultera une exaltation dont l'exagération est la convulsion et le spasme mortels par leur intensité ou leur durée; si au contraire cette réaction a lieu sur le centre ganglionnaire elle produira l'affaissement et l'asthénie si fertiles en morts subites.

C'est à cette conclusion que devait nous amener cette étude de pathologie générale ; elle nous trace déjà deux grandes divisions dans l'étude des morts subites : les morts par surexcitation nerveuse (convulsions, spasmes) et les morts par asthénie.

---

# CHAPITRE II.

### Anatomie et physiologie pathologiques.

VII. Dans les considérations qui précèdent nous avons cherché à faire ressortir le rôle que joue le système nerveux dans la pathologie de l'enfance, et nous avons indiqué la nature des modifications vitales qu'il subit dans ses rapports avec les divers appareils. De ces variations dans la stase du système nerveux naissent des manifestations que nous avons envisagées en les réunissant en deux classes : les accidents dus à l'excitation et ceux qui résultent de l'affaiblissement. Jusqu'ici toutefois nous n'avons examiné ces deux états qu'à un point de vue général, je dirais presque virtuel, sans rendre compte des conditions spéciales qui les engendrent, ni des lésions anatomiques par lesquelles ils se révèlent. Il nous répugne de croire que les manifestations vitales puissent être indépendantes de changements anatomiques dans nos organes; tout en admettant l'insuffisance très-fréquente de l'autopsie à révéler les causes de la maladie ou de la mort, il n'en faut pas moins admettre l'existence d'une modification organique ou fonctionnelle, qu'on doit bien se garder de nier, par cela seul qu'elle a échappé jusqu'ici à des moyens d'investigation, le plus souvent fort imparfaits, et dans beaucoup de cas mal dirigés. Ce n'est que grâce à cette modification, que la cause morbide, quelle que soit sa nature, connue ou inconnue, prévue ou non, peut se manifester et donner lieu aux phénomènes qui révèlent la maladie à nos yeux.

C'est le mode d'action de cet agent morbifique que nous allons rechercher, en appréciant autant que possible les lésions qu'il engendre, et les altérations anatomiques qui servent de trait d'union entre cet agent lorsqu'il frappe le système nerveux, et les symptômes rapidement mortels qui nous révèlent son existence, sa nature et son action.

VIII. La première question que nous ayons à nous poser est de savoir si l'examen du cadavre nous révélera toujours la cause des phénomènes qui surviennent pendant la vie. Il suffit pour y répondre, d'avoir pratiqué bien peu de temps dans les hôpitaux où l'usage est d'ouvrir les corps de tous les malades qui ont succombé. A côté d'un petit nombre de sujets chez lesquels une modification importante dans un des principaux organes de la vie lève tous les doutes sur la cause immédiate de la mort, combien en trouve-t-on où cette cause demeure une énigme impossible à déchiffrer?

En existe-t-il toutefois où la lésion ait fait complètement défaut et où la mort ait été essentielle? Beaucoup de gens l'admettent; nous ne le croyons pas, aussi est-ce à l'étude de ce genre de faits que nous allons consacrer ce chapitre, ne voulant réserver que quelques lignes en le terminant pour les lésions bien connues dont la nature et l'intensité ne laissent aucun doute sur le rôle qu'elles ont joué dans la perpétration des accidents.

L'anatomie pathologique a fait tant de progrès depuis un demi-siècle, et nous a révélé l'origine, réputée inconnue, de tant de phénomènes que nous devons admettre sans crainte l'existence de modifications organiques nombreuses encore inaperçues, et qu'éclaireront les travaux de nos successeurs. Mais, tout en tenant compte de cette hypothèse, il nous semble qu'il est un autre ordre d'altération auquel l'école anatomique ne prête qu'une attention trop secondaire, et dont l'existence nous paraît prouvée par la marche de plusieurs affections de nature contestée. A côté de la lésion de structure, du changement anatomique dans la composition de nos humeurs, dans la forme et l'agencement de nos tissus, n'est-il pas une modification générale, un vice dans la nutrition intime de chacune des cellules qui constituent notre corps, une sorte de force supérieure qui altère l'intégrité de nos fonctions physiologiques ; sorte de puissance de nature inconnue, qui accompagne souvent la lésion anatomique apparente, la domine parfois, et imprime dès lors aux accidents symptomatiques une marche et une gravité hors de proportion avec cette modification que seule nous pouvons constater.

Cette puissance qui existe dans toute matière animée est essentiellement liée aux lois qui régissent l'évolution et l'entretien des éléments qui forment le corps vivant. De ces lois, nous ne soupçonnons pas même la nature ; de ces révolutions moléculaires nous ne connaissons ni l'ordre ni les principes ; bien loin de saisir les causes de ces actes primordiaux, à peine en a-t-on pu jusqu'ici constater avec certitude le résultat. Pourquoi alors, au milieu dés mystères qui couvrent encore pour nous le mode d'accomplissement de ces phénomènes, rejeter l'idée d'une altération siégeant primitivement sur cette force organisatrice, altération qui modifierait les conditions normales de formation et d'agrégation de nos éléments ? Nous ne pouvons apprécier cette altération que par les symptômes mordides graves qu'il provoque, car elle défie trop souvent encore à l'autopsie nos connaissances insuffisantes et nos moyens bornés d'exploration. Qu'arrive t-il alors ? On hésite sur la nature du mal, on tâtonne longtemps et on finit presque toujours, plutôt que de laisser la solution en suspens, par attribuer à une lésion souvent banale, qu'on rencontre par hasard, tous les effets qui sont nés de causes qu'on se refuse à admettre par cela seul qu'on ne peut toujours les saisir et les comprendre.

La maladie, nous le répétons, se révèle donc uniquement par ses symptômes, et ceux-ci ne se produisent que sous l'influence d'une lésion. Mais cette lésion peut, dans l'état actuel de nos connaissances, nous échapper souvent, siéger dans les éléments primitifs aussi bien que dans les tissus. Les manifestations, dans ce cas, sont tout aussi graves et tout aussi réelles , quoique provenant d'une force que nous ne savons mesurer, et siégeant sur les éléments dont nous connaissons mal la nature. Nous devons leur assigner le même rang qu'aux accidents nés d'une affection bien déterminée , et pour nous résumer dans un exemple, nous dirons : qu'à notre avis le délire de l'ataxie , les convulsions dites essentielles , les symptômes cérébraux de cette infection à formes diverses nommée septicémie, et tant d'autres symptômes qui souvent ne se rattachent à aucune lésion cérébrale apparente , sont le résultat de maladies qui occasionnent des modifications tout aussi certaines , quoique beaucoup moins connues, que celles qui expliquent le délire de la méningite ou la paralysie du ramollissement.

Tout ce que nous venons d'avancer est applicable à quelques-unes des morts subites liées à des accidents cérébraux que rien ne peut faire prévoir et que rien ne peut expliquer à l'autopsie. Tout nous porte donc à croire que, dans plus d'un cas où passe inaperçue la cause d'une éclampsie, d'un laryngisme, d'une convulsion subitement mortels, il existait dans un centre nerveux, malgré son apparence saine, une altération véritable , une modification réelle de ses éléments, en un mot, une lésion suffisante pour troubler l'ordre et les lois qui président à l'innervation et forcer l'organisme à subir l'effet funeste de cette perturbation.

IX. Les faits de cette catégorie sont nombreux , cependant nous ne voulons point trop les généraliser; tout en constatant leur existence, nous reconnaissons qu'il y a encore d'autres causes réelles de mort subite en l'absence de lésion apparente du centre nerveux. Les relations intimes qui relient les divers organes aux centres nerveux sont telles qu'une excitation portée sur ces organes doit nécessairement se faire ressentir sur le système ganglionnaire et jusque sur l'encéphale. Il en résulte une incitation secondaire de ces parties qui peut, en raison de l'intensité ou de la persistance de la cause et de l'excitabilité propre du sujet , produire une irritation suffisante pour pervertir et même enrayer les fonctions du système nerveux.

Cet état qui, s'il est prolongé, amène bientôt une modification anatomique permanente, reconnaissable à la nécropsie, peut aussi quand il est brusque et passager ne laisser aucune trace. M. le docteur Gendrin, un des premiers à notre époque, dans un rapport lu au Cercle médical de Paris, établit que les convulsions mortelles peuvent se produire sans qu'il y ait aucune altération du tissu cérébral (1). Cette opinion souvent juste, si nous nous bornons à l'étude du cadavre, devient trop générale si nous recherchons le mécanisme de la mort, et si nous en faisons l'étude au moment même où se produisent les phénomènes. Il est admis, comme nous le dirons plus loin, que la congestion peut disparaître dans certaines circonstances ; toutes les fois que l'encéphale agit sympathiquement à la maladie d'un viscère, ou bien quand il est sollicité par une irritation portée directement sur les extrémités des cordons nerveux, il se produit une congestion active, suffisamment prolongée dans la plupart des exemples que nous connaissons, pour amener une modification persistante de la vascularité cérébro-spinale. Cependant, cette modification est si intense et si rapide en quelques cas assez rares, que la mort survient en laissant au système vasculaire une élasticité suffisante pour se débarrasser rapidement du sang qui l'engorge, et faire ainsi disparaître toute trace de l'altération pathologique. C'est là un phénomène important sur lequel nous aurons à revenir lorsque nous étudierons la congestion.

ASTHÉNIE. — X. Il est encore une grande classe d'affections où le système nerveux est mis en jeu, et dans lesquelles cependant l'autopsie nous le montre intact ; à ce groupe appartient l'asthénie. Nous

---

(1) Gendrin, *Rapport au Cercle médical sur le mémoire de Brashet sur les convulsions ;* Paris, 1824.

avons déjà défini ce terme et esquissé à grands traits ses principaux caractères ; nous devons l'aborder de nouveau pour en faire l'histoire anatomique.

L'asthénie provient de deux sources, que je ne fais que rappeler sans les discuter : elle est primitive, c'est-à-dire produite par une cause ou un ensemble de causes débilitantes, agissant directement sur le système nerveux et sur tous les principaux symptômes de l'économie, cause ayant le pouvoir de détruire par elle-même la puissance vitale ; ou elle est secondaire, *indirecte,* comme la nommait Brown, quand elle est due à une cause morale ou physique, physiologique ou morbide, qui change les conditions d'activité d'un viscère, d'une fonction, d'une partie du corps, et modifie par cet intermédiaire et à l'aide de divers mécanismes, les autres appareils de l'économie.

Le plus souvent, dans cette dernière variété, il n'y a que vice de distribution de l'activité vitale : sa quantité reste la même, son augmentation sur un point donné se balance par sa diminution dans les autres organes ; son développement exagéré pendant un moment se compense par son abaissement consécutif. Ces deux modes de production se réunissent dans les classes pauvres et surtout dans les villes où sont agglomérées toutes les conditions aptes à gêner le développement de l'enfance. Doué d'une énergie vitale imparfaite, débilité par l'absence des conditions les plus essentielles de l'hygiène, issu souvent de parents qui lui ont légué des diathèses ou des maladies constitutionnelles dont il ressent la puissance dépressive, placé, en un mot, dans le milieu le plus propre à affaiblir l'organisme, l'enfant est presque toujours chétif, malingre et impropre à résister longtemps à l'action des agents morbides. Il ne lutte contre eux, il ne s'entretient et ne s'accroît que par une sorte d'excitation factice. Privé des matériaux nécessaires à son développement complet, il puise un semblant de forces dans son système nerveux péniblement surexcité par un sang appauvri. C'est en ces conditions qu'une maladie, même légère, rompt un équilibre si difficilement maintenu. Il suffit qu'une excitation un peu intense ou prolongée concentre sur un organe le peu de forces vitales que possède l'enfant, pour que le reste de l'économie tombe dans la plus profonde asthénie. Il se produit alors une réaction rapide de l'effet sur la cause : toutes les fonctions déjà débilitées ne s'opèrent plus que très-imparfaitement, venant ainsi confirmer et aggraver l'état de débilité qui a causé leurs premiers troubles. La nutrition languissante cesse presque entièrement; les centres nerveux, excités à leurs radicules périphériques, produisent quelquefois, au début, des phénomènes de surexcitation désordonnée, puis bientôt privés d'un sang suffisamment riche et nutritif, ils ne tardent pas à languir et à s'affaiblir comme le reste de l'économie. L'asthénie prédomine; elle cache la lésion locale, imprime son cachet à la maladie, quelle qu'elle soit; l'organisme est bientôt privé de toute puissance de réaction, les différents appareils s'isolent, le lien de synergie qui unit les diverses fractions se rompt, l'enfant succombe enfin le jour où l'épuisement est porté à sa limite ultime, et meurt dans un mouvement intempestif, comme si ce mouvement avait suffi pour user le peu d'influx nerveux encore subsistant.

Ce genre de mort, dont le mécanisme est facile à comprendre, et dont la cause imprime un caractère spécial aux maladies de l'enfance, ne laisse, le plus souvent, aucune lésion anatomique. Les congestions veineuses passives qui l'accompagnent quelquefois, la dilatation des veinules due à la paralysie progressive des ramuscules nerveux, qui président à leur contraction, dilatation qui permet au sang de s'accumuler dans leur calibre, ne sont que des effets mécaniques qui n'ont aucun rôle à revendiquer dans la marche progressive des phénomènes. L'anémie et la pauvreté du sang ne sont qu'un résultat des causes qui ont d'abord produit l'asthénie, et se sont accrues en même temps qu'elle. La mort a eu réellement lieu ici par une véritable inanition; la nutrition a diminué, ainsi que la sécrétion de l'influx nerveux; puis est survenue une action réciproque l'une sur l'autre de ces deux fonctions lésées, et enfin la mort : sorte de cercle vicieux dans lequel il y a constamment réaction de l'effet sur la cause, si bien qu'au milieu de la marche sans cesse progressive des accidents, leur point de départ devient, le plus souvent, impossible à déterminer.

CONGESTION DES CENTRES NERVEUX. — XI. — Chez la majorité des sujets dont nous venons de faire l'histoire, la lésion anatomique nous échappe, au moins en partie, quoique la mort, ainsi que nous l'avons expliqué, ne puisse y recevoir la dénomination d'*essentielle*. La seule modification importante et appréciable que nous rencontrions chez les sujets de cette catégorie, est la congestion de l'encéphale. Si nous ne l'avions point mentionnée jusqu'ici, c'est que nous ne voulions l'indiquer qu'en interprétant en même temps sa valeur, et en donnant la signification de l'épithète de *passive*, sous laquelle nous la dénommerons.

La congestion, dont la signification a varié dans toutes les écoles et selon les théories médicales, peut être définie dans son sens le plus large, un accroissement morbide de la quantité du sang contenue dans les vaisseaux capillaires d'un organe ou d'une région quelconque. Cette définition, que nous empruntons à un mémoire récent de M. Bucquoy (1) a le mérite de se borner à constater le fait anatomique, sans préjuger aucunement de sa nature et de son étiologie.

C'est qu'en effet la congestion est un phénomène aussi varié dans ses causes que dans ses résultats. L'existence d'un piqueté cérébral, d'un engorgement vasculaire, loin d'être une lésion toujours identique avec elle-même, reconnaît des causes multiples et produit des effets variés. Aussi n'est-ce point à tort que les médecins, plus cliniciens qu'anatomistes, avaient divisé en deux classes, basées sur l'ensemble des symptômes et le caractère qu'offrait la congestion, tous les engorgements sanguins qu'on a vus depuis réunis en un seul

---

(1) *De la Congestion dans les fièvres* (*Gazette médic.*, 1860).

groupe. La congestion active et la congestion passive, désignées de nos jours par M. Trousseau sous les dénominations équivalentes, mais peut-être plus appropriées à nos habitudes et à nos connaissances actuelles (*congestion fluxionnaire* et *congestion secondaire*), diffèrent essentiellement l'une de l'autre, sinon par le résultat anatomique, du moins eu égard à l'époque de leur apparition et à leur influence sur les phénomènes qu'elles accompagnent. Trop souvent, en effet, la congestion, qui n'est qu'une conséquence de l'asthénie, un résultat de l'obstruction veineuse, un effet d'une perturbation musculaire, a passé pour être l'origine de ces symptômes mêmes, alors qu'elle n'en est que la conséquence.

Loin de nous cependant de vouloir nier l'influence sur l'économie du raptus sanguin vers les centres nerveux. Le molimen congestif est, au contraire, un des agents perturbateurs les plus actifs; lorsqu'il survient, il entraîne nécessairement une série d'accidents graves qui ne relèvent que de lui; mais c'est précisément à distinguer les lésions qui dépendent de ces symptômes (convulsions, coma, etc.) de la lésion primitive qui a produit ces symptômes eux-mêmes qu'existe une difficulté presque insurmontable. C'est cependant le seul moyen de reconnaître la valeur réelle de la congestion, et de fixer le rôle qu'elle remplit dans l'accomplissement des phénomènes qui entraînent la mort.

XII. La congestion peut être primitive : c'est l'afflux spontané du sang, ou son attraction par une cause dont l'importance est ordinairement proportionnée à la force de la congestion provoquée. Le sang appelé vers un point, s'y porte activement et engorge l'organe; il en résulte une obstruction momentanée, une dilatation du système vasculaire, une sorte de compression multiple exercée entre chaque fibre de l'organe par les capillaires fortement dilatés, lésions suffisantes pour expliquer les accidents les plus graves. Toutefois cet appel du sang vers l'encéphale n'est ordinairement que momentané. Les vaisseaux, doués de toute leur énergie contractile au moment où commence la congestion, passent par deux périodes distinctes, l'une de resserrement actif, puis l'autre de dilatation passive, qui n'arrive que lorsque leur puissance contractile a été épuisée et surpassée par la force des raptus sanguins. Lorsqu'il est arrivé à la période de stase sanguine caractérisée, pour peu qu'elle dure, par l'abolition et la contractilité des capillaires distendus outre mesure, la lésion persiste et l'autopsie la démontre. Quand, au contraire, la congestion en est restée à la période sthénique, soit par disparition de sa cause, soit parce que la mort est très-rapidement survenue, les tuniques vasculaires, douées encore de toute leur énergie, chassent le sang contenu en excès dans le calibre du vaisseau, et toute trace de congestion a disparu depuis longtemps, quand on en vient à pratiquer l'examen nécroscopique.

Nous sommes donc si loin de refuser à la congestion la puissance de causer la mort, que nous prétendons qu'elle peut l'avoir occasionnée, alors même qu'il ne reste plus à l'autopsie aucune trace de rupture vers l'encéphale. C'est là un fait admis par les auteurs les mieux accrédités, MM. Gendrin, Andral, Robin, Copland, etc.; or, s'il se rencontre chez l'adulte, à plus forte raison devons-nous le trouver dans l'enfance, qui réunit au plus haut degré les conditions favorables à ce phénomène. A cet âge, les congestions sont fréquentes, intenses et de peu de durée; si donc un raptus sanguin vers l'encéphale ou un engorgement consécutif à une congestion, à l'asphyxie, à la présence d'un obstacle au retour du sang veineux ou à toute autre cause surviennent subitement et énergiquement, la mort du sujet peut en être la conséquence; puis la cause morbide disparaissant avant d'avoir paralysé la contractilité des capillaires, leur calibre revient peu à peu à ses dimensions primitives et avec le retour des vaisseaux à leur état normal disparaît la lésion anatomique qui a occasionné la mort. J'insiste à dessein sur ce fait, dont la connaissance trop négligée nous explique bien des accidents qu'on attribuerait volontiers à un molimen congestif intense vers les centres nerveux, mais auxquels on n'ose donner une telle explication, parce que l'absence de toute congestion à l'autopsie semble donner un démenti complet à cette hypothèse.

L'analogie vient à l'appui de la physiologie pour nous montrer l'existence réelle de ce genre de congestion. Les organes externes dont la similitude de texture et de nutrition avec celles des organes internes ne saurait être contestée, nous en fournissent des exemples remarquables et fréquents. Les malades qui ont succombé à un érysipèle ou dans la période d'éruption d'une fièvre scarlatine nous arrivent complétement décolorés sur les tables de nos amphithéâtres. Ce phénomène, qui ne peut provenir que de la contractilité des capillaires, assez énergique après la mort pour repousser dans les veines le sang qu'ils contiennent pendant la vie, se produit même chez des sujets dont la congestion cutanée dure depuis plusieurs jours. A plus forte raison pouvons-nous invoquer un même mode d'action pour les congestions de très-courte durée, qui doivent leur gravité moins à leur intensité et à leur prolongation qu'à la délicatesse extrême et à l'importance si grande de l'organe où elles se sont produites.

L'enfant, en raison de l'excitabilité de son système nerveux, offre plus que l'adulte et le vieillard un terrain favorable au développement de ce genre de congestions, que peuvent expliquer les connaissances que nous possédons actuellement sur le rôle particulier que jouent dans l'accomplissement des fonctions du cœur les deux systèmes nerveux, céphalo-rachidien et ganglionnaire. Une fois les fonctions cérébrales troublées par l'abord exagéré du sang, le cœur se soustrait en partie à l'influence modératrice de l'encéphale et de la moelle, et le grand sympathique préside presque seul à ses mouvements. Les contractions de l'organe central de la circulation, surexcitées par la portion grise du plexus cardiaque dont le pneumogastrique ne compense plus suffisamment l'action excitatrice, lancent le sang dans tout l'organisme avec une puissance qui, pendant un certain temps, va en croissant proportionnellement à la perturbation qu'éprouve l'encéphale. Les capillaires cérébraux s'engorgent de plus en plus; leurs tuniques, qui jouissent de toutes leurs qualités d'élasticité et de contractilité, luttent d'abord contre cette exagération de l'afflux sanguin; si le trouble des fonctions cérébrales est suffisant pour entraîner la mort, la tonicité des capillaires conservée suffit pour expulser aussitôt le liquide qui les engorge. Si le malade résiste, la contractilité des capillaires cède sous la pression de plus en plus énergique de l'ondée sanguine; bientôt leur élasticité, insuffisante pour lutter contre une puissance toujours croissante, est forcée à son tour et la période de stase survient. C'est à elle que sont dues ces congestions que nous rencontrons à l'examen cadavérique, et qui n'existent que chez les enfants atteints de maladies longues, chez ceux qui ont succombé à des accès répétés quoique distincts d'une même affection, enfin chez les sujets affaiblis, adynamiques et dont la puissance de contraction des capillaires était déjà en partie éteinte avant l'accident qui les a emportés.

XIII. Il y a loin de cette congestion, qu'on peut à juste titre appeler *active,* de ce raptus qui porte le sang en quantité anormale vers un des points de notre économie, et la congestion que nous désignons sous le nom de *passive.* Celle-ci résulte ordinairement de deux causes: l'une, la pléthore, ne se rencontre guère pendant l'enfance; à cet âge, elle n'existe point encore dans le sens pathologique donné à ce mot; c'est une simple plénitude de tout le système vasculaire coïncidant avec une santé parfaite et qui n'enraye et n'altère les fonctions que dans les cas rares où elle est très-exagérée. L'autre cause est l'asthénie. Dans celle-ci, les centres ganglionnaires affaiblis ne communiquent plus aux parois vasculaires une force suffisante de contraction; le sang lui-même, dénué de ses propriétés excitantes anormales, ne réveille plus la tonicité des tissus qu'il pénètre, ceux-ci se laissent facilement distendre, le système vasculaire s'engorge; plus sa dilatation augmente, plus sa force de réaction diminue, si bien qu'il en résulte une stase sanguine qui, cette fois, peut prendre le nom de *congestion passive,* demeurer longtemps inaperçue, et ne se révéler que lorsqu'elle a atteint son maximum de développement, en donnant lieu à quelques accidents spéciaux ou en aggravant ceux qui reconnaissent une toute autre origine. Ce genre de congestion, rarement primitive dans l'enfance, commune dans la vieillesse et dans toutes les affections qui débilitent l'économie, laisse toujours des traces de son existence. C'est à elle que nous devons rapporter la polyémie cérébrale, que nous rencontrons et que j'ai notée dans quelques variétés d'asthénie.

XIV. Après avoir ainsi déterminé la valeur de la congestion active, puis de la congestion passive, et avoir expliqué le rôle qu'elles remplissent dans les morts subites de l'enfance, nous devons établir une autre division des congestions, d'une importance majeure pour le pathologiste qui recherche la cause anatomique de la mort. C'est celle qui consiste à admettre deux variétés opposées de raptus sanguins vers l'encéphale ; ceux qui sont primitifs et qui engendrent les phénomènes morbides, et ceux qui, au contraire, sont consécutifs et le résultat de ces phénomènes. Dans le premier cas la congestion, source immédiate des accidents, est un intermédiaire obligé entre la cause première et la manifestation symptomatique ; dans le second, elle devient lésion accessoire, simple conséquence des phénomènes convulsifs qui résultent directement d'une modification encore inconnue pour nous, soit de l'organisme entier, soit seulement du sang ou du système nerveux. C'est là un ordre d'idées sur lequel a déjà insisté M. le D$^r$ Duclos (1) ; aujourd'hui, que l'école anatomique tend à localiser toutes les maladies, et que, dans toute autopsie, la plus légère altération de texture démontrée, parfois même supposée par un scalpel habile, suffit pour faire disparaître à ses yeux toute obscu-

_______________

(1) Duclos, thèse inaugurale ; Paris, 1847.

rité et lever toute hésitation sur la cause de la mort, nous ne saurions trop appuyer sur les dangers d'une telle exagération, en montrant le rôle secondaire auquel il faut réduire certaines lésions dont on a voulu se servir en toutes circonstances pour expliquer l'apparition des phénomènes pathologiques. Il n'est pas de jour où il ne se produise sous les influences les plus communes des faits que leur fréquence même nous fait négliger de commenter. Une émotion vive, la honte, la joie, la peur, l'inquiétude déterminent une pâleur ou une rougeur subite de la face, qui persistent tant que le sujet demeure sous l'influence produite par un de ces sentiments. Le cœur, modifié bientôt dans l'intensité et la rapidité de ses battements, indique que l'altération du système nerveux se fait ressentir sur tout l'appareil circulatoire. La paralysie des capillaires congestionnés ou la stricture spasmodique de ces mêmes capillaires vides de sang, expriment la même passion, concordent avec la même altération du rhythme du cœur, et répondent dans ces deux états si divers à une même influence perturbatrice, dont la manifestation extérieure seule varie suivant les individus. Si la congestion, au lieu de se faire vers la face où nous pouvons constater sa marche, sa nature et sa cause, se faisait vers l'encéphale ; si des phénomènes convulsifs énergiques remplaçaient ces mouvements cliniques, ces tremblements involontaires, ces oppressions diaphragmatiques qui résultent de la colère, de la terreur et de toutes ces impressions morales qui jouent le rôle de névroses momentanées; si, enfin, après un violent accès convulsif, en tout semblable aux précédents, sauf l'intensité, le sujet venait à succomber et que la nécropsie nous révélât une congestion de l'encéphale, serait-on en droit d'y trouver la vraie cause de la mort et de l'attribuer à un raptus sanguin vers le cerveau? De même que le tremblement musculaire, la pâleur ou la rougeur de la face qui dénotent une passion vive, se rattachent à un ébranlement général de l'organisme, que cette rougeur n'est point le fait d'un afflux sanguin, mais d'une paralysie momentanée des capillaires qui se laissent distendre, de même nous sommes en droit d'attribuer la congestion cérébrale, qui ne diffère de la précédente que parce que nous voyons l'une s'opérer, tandis que l'autre se fait en dehors de notre vue, à une modification générale du système nerveux, qui produit tout à la fois et indépendamment l'un de l'autre, la convulsion des muscules volontaires extérieurs et la paralysie des fibres lisses artérielles, lésion dont l'effet immédiat est l'engorgement sanguin et la congestion passive. Enfin, ne pourrait-on pas assigner à la congestion un rôle encore plus secondaire, en ne la considérant que comme une conséquence de la convulsion, peut-être même comme une preuve de l'asphyxie qui accompagne les spasmes des muscles de certaines régions, et comme un résultat de l'obstacle apporté par la convulsion au libre cours de la circulation ? Cette opinion, que je crois vraie pour la plupart des spasmes et des convulsions qui sont une des causes de mort subite les plus fréquentes dans l'enfance, trouve sa confirmation dans plusieurs maladies, telles que la rage, l'éclampsie, le tétanos, les empoisonnements par la strychnine, etc., où la congestion cérébrale est portée quelquefois à son summum, sans que personne ait songé à en faire autre chose qu'une conséquence des convulsions, et sans qu'on l'ait jamais considérée comme la cause de ces névroses. L'épilepsie elle-même, malgré les assertions de certains physiologistes, ne demeure-t-elle pas le type des névroses essentielles, quoique chacun de ses accès s'accompagne d'une congestion cérébrale très-prononcée ?

Trop de gens veulent actuellement encore prendre l'effet pour la cause, et voir dans la congestion des centres nerveux l'origine d'accidents mortels, alors que cette congestion n'est que la conséquence de ces accidents. C'est l'exagération de ces idées que nous avons dû combattre, en enlevant à la congestion cérébrale une importance étiologique qu'elle est loin de posséder ; mais nous nous empressons de dire que cette congestion, toute secondaire qu'elle soit, une fois qu'elle existe, n'en a pas moins sa valeur pronostique. Si elle persiste, si l'hémorrhagie se produit, ce sont autant de complications qui entraîneront des conséquences funestes. Mais rappelons-nous que ces états anatomiques sont des produits et des effets, non des causes; que les symptômes nerveux surviendront par le fait de la modification première des centres nerveux et nullement par suite de la lésion que cette modification aura engendrée; enfin, que la névrose n'en demeurera pas moins essentielle, sauf à acquérir une gravité et une rapidité de marche insolites en raison des conditions nouvelles où se trouvera placé l'encéphale.

Partant de cette connaissance que nous avons acquise, à savoir que les affections du système nerveux deviennent la source d'altération anatomique au lieu d'en être la conséquence, nous nous demandons quel rang doivent occuper ces altérations dans une étude clinique, où nous nous occupons des symptômes qui précèdent les morts subites ainsi que des causes qui les occasionnent. Il est évident que le premier rang appartient à la modification du système nerveux, puisqu'il est le seul fait constant et que, dans nombre de cas, il est l'origine des lésions organiques. Quant à l'altération anatomique, tout en n'occupant que la seconde ligne, nous lui accorderons une très-sérieuse considération, puisqu'elle constitue une complication grave, qui devient souvent la cause principale, peut-être même la cause unique de la mort.

XV. C'est en tenant compte de ces éléments divers, et en leur assignant leur véritable place qu'on parvient à apprécier le mécanisme de la mort subite dans cette classe si nombreuse et si variée des états morbides qui ont pour principale et même pour seule manifestation la convulsion. La congestion encéphalique, à ses divers degrés, depuis le simple piqueté jusqu'à l'engorgement vasculaire, n'a guère ici qu'une action indirecte sur la production de la mort.

Qu'il me soit donc permis, pour expliquer la terminaison si souvent fatale des convulsions, d'avancer un fait dont je suis obligé de remettre la démonstration au chapitre où je traiterai de la symptomatologie : à savoir que les convulsions, quelle que soit leur cause première, les lésions anatomiques qui les accompagnent et l'issue à laquelle elles aboutissent, se divisent en convulsions externes et en convulsions internes ; que les convulsions internes, en portant sur le diaphragme et les muscles de la glotte, entraînent nécessairement la mort immédiate, et que ce phénomène se produit par asphyxie ; enfin que les convulsions externes ne sont mortelles que lorsqu'elles deviennent internes et se propagent aux muscles respirateurs, ou lorsqu'elles occasionnent une congestion cérébrale funeste.

XVI. Ceci admis, nous croyons pouvoir envisager de la façon suivante le rôle de la congestion :

1° La congestion peut être cause première de la mort ; elle a entravé ou altéré l'action cérébro-spinale et donné lieu à des accidents convulsifs, comateux ou autres, qui ont emporté le malade et n'ont été que la conséquence directe de la perturbation cérébrale.

A cette classe se rattache une variété importante, c'est le cas où la congestion, en excitant la contraction des muscles respirateurs, a produit par le fait même de cette convulsion la mort par asphyxie.

2° La convulsion ou tout autre phénomène symptomatique résulte de causes premières étrangères à l'encéphale : or un des effets habituels de toute convulsion étant de produire la stase sanguine dans les parenchymes, celui de l'encéphale n'échappe point à cette loi commune, par la double raison de l'interception des voies de retour du sang veineux et de l'afflux exagéré du sang artériel vers le cerveau surexcité. La congestion est donc ici secondaire ; elle peut cependant acquérir un grand développement, et dès lors concourir à la perpétration des accidents, soit en augmentant l'intensité de la convulsion, soit en la généralisant et en convulsant des muscles qui auraient échappé à ses premières atteintes. Dans ce groupe pourraient figurer à juste titre ces cas que j'ai signalés dans le paragraphe précédent. La congestion, quoique consécutive à la convulsion, acquiert cependant ici une grande importance en ce qu'elle amoindrit la vitalité des centres nerveux et les empêche de réagir contre une asphyxie débutante qui s'accroît et devient rapidement mortelle.

3° Le spasme produit l'asphyxie, celle-ci produit la congestion encéphalique, qui est sa lésion caractéristique habituelle. La congestion demeure donc dans cette circonstance complétement en dehors des phénomènes qui se terminent par la mort et ne peut en aucune manière être invoquée pour les expliquer.

Telles sont les trois divisions que j'ai cru devoir établir, et les trois catégories dans lesquelles rentre la congestion des centres nerveux. Comme on le voit, elle est loin de jouer un rôle aussi constant qu'on s'est plu à le répéter dans l'étiologie des morts subites par le cerveau ; toutefois nous ne connaissons point de caractère pathognomonique qui nous permette, à l'autopsie, de reconnaître la classe à laquelle appartient l'engorgement vasculaire et le piqueté cérébral que découvre le scalpel ; et c'est surtout dans l'étude des antécédents, dans les formes de la maladie cérébrale, du spasme ou de la convulsion, qu'il nous faudra chercher les signes qui nous permettront d'attribuer à la lésion céphalique sa véritable valeur.

Rappelons encore les faits dans lesquels la congestion, cause réelle de la mort, disparaît rapidement et ne laisse aucune trace à l'examen cadavérique.

Enfin, en l'absence de toute altération anatomique palpable, et parfois même en même temps qu'elle, existe une lésion appréciable en ses résultats, inconnue dans sa nature, qui peut produire la convulsion mortelle sans laisser de trace à l'autopsie, sorte d'irritation analogue à celle qui survient dans les organes pour déterminer leur action, et qui autorise peut-être l'hypothèse de Cabanis, pour lequel la convulsion et la paralysie n'étaient que le résultat d'un vice de distribution du fluide nerveux accumulé en un point, manquant en un autre.

Anémie des centres nerveux. — XVII. A côté de la congestion, nous allons placer, en raison de l'identité des symptômes qui la révèlent, une autre altération de la circulation cérébrale, qui cependant en diffère essentiellement par sa nature. L'anémie locale, longtemps méconnue, commence, grâce à des travaux modernes, à prendre rang parmi les lésions dont l'importance ne peut plus être négligée. Les viscères doués d'une vascularité active, formés d'un tissu délicat, sont plus que tous les autres soumis à de nombreuses variations dans l'état de leur circulation; surexcitée, elle produit la congestion; affaiblie, elle occasionne l'anémie; le cœur, le foie, le cerveau, sont spécialement sujets à ces fluctuations, et c'est chez eux que, selon la remarque qu'en a faite M. le professeur Andral, l'anémie locale se manifeste le plus aisément. Parfaitement distincte de l'anémie générale, l'anémie locale peut coïncider même avec un état de pléthore et ne relève, dans la majorité des cas, que de causes locales comme elle. La diminution de l'influence excitatrice de la portion du système ganglionnaire qui régit les vaisseaux de l'organe anémié, la présence d'un obstacle mécanique au cours du sang, en sont souvent l'unique cause; caractérisée dans chaque viscère par les symptômes propres à l'organe, elle se révèle dans l'encéphale par des phénomènes identiques à ceux de la congestion, phénomènes qui, dans l'un comme dans l'autre cas, sont en raison directe de l'intensité de la cause. L'aphorisme d'Hippocrate qui prétend que les convulsions et la paralysie peuvent également provenir de l'engorgement et de la vacuité des vaisseaux du cerveau, reçoit ici pleine confirmation.

Marshall Hall, et après lui plusieurs physiologistes, ont démontré par l'expérience les effets funestes de l'anémie sur les centres nerveux, et la similitude des phénomènes qui en résultaient avec ceux qui provenaient de la congestion. Dans un travail récent, M. le D<sup>r</sup> Ehrman, (1), utilisant ces données anatomo-physiologiques au

---

(1) *De l'Anémie cérébrale;* Strasbourg, 1857. Broch.

profit de la pathologie, est arrivé à conclure que lorsque cette anémie se produit brusquement et porte sur les hémisphères, elle se
manifeste par la paralysie et la syncope ; qu'au contraire elle donne
lieu aux convulsions quand elle siége dans le bulbe ou dans les
parties postérieures aux couches optiques.

Cet examen détaillé du mode d'action de l'anémie, que nous pouvons comparer à ce que nous voyons se passer chaque jour dans
les hémorrhagies graves, ou les convulsions de la syncope, nous
donne la clef de plusieurs phénomènes dont l'explication jusque-
là nous avait paru bien douteuse. Sans vouloir trop généraliser les
conséquences de ce fait comme l'ont fait MM. Kusmaul et Tenner,
qui y prétendent trouver la cause des convulsions épileptiques et de
bien des convulsions éclamptiques, nous croyons qu'on peut en tirer
bon parti dans d'autres cas où elle est plus évidente et moins dis-
cutable.

XVIII. Une des causes de mort rapide très-fréquente dans l'enfance, est la présence de *tumeurs* logées dans une partie de l'encéphale, où elles se sont développées lentement, en ne donnant lieu
qu'à des symptômes douteux, espacés, quelquefois même nuls,
finissant par se révéler à la longue par une série d'accidents
qui conduisent sans interruption à une terminaison fatale. Le siége
de prédilection de ces productions est dans le cervelet, au niveau
de la protubérance, plus rarement dans le cerveau proprement
dit. Tant que leur volume n'altère point notablement le cours de
la circulation cérébrale, leur présence reste inconnue ou incer-
taine. Une congestion légère et permanente des autres parties du
cerveau, dont la vascularité progressivement développée est venue
suppléer celle des rameaux oblitérés ou comprimés peu à peu par
la tumeur, rend compte de la céphalalgie, de la somnolence, du
coma et des autres phénomènes légers qu'on remarque souvent sans
en reconnaître l'étiologie Cet état se prolonge un temps variable,
jusqu'au moment où paraissent tout à coup les accidents qui enlè-

vent l'enfant. L'autopsie ne montre qu'une tumeur entourée d'une pulpe nerveuse à peu près saine, le plus ordinairement blanche, sans injection, parfois un peu ramollie, dont l'intégrité coïncide généralement avec une congestion d'intensité variable de l'encéphale. C'est en raison de ces lésions insuffisantes en bien des cas pour expliquer l'apparition subite des symptômes, qu'on les a rapportées presque indifféremment à ces diverses altérations anatomiques, compression ou congestion, ramollissement ou destruction de la pulpe, etc., sans chercher à expliquer nettement leur mode d'action. Or, dans l'étude de ces modifications anatomo-physiologiques, on a toujours négligé l'examen des effets que produit l'anémie d'une portion de la masse céphalique, par suite de l'obstacle qu'apporte la tumeur au cours du sang dans les vaisseaux crâniens.

Cette nouvelle origine que nous donnons aux symptômes qui revèlent certaines tumeurs, concorde parfaitement avec la nature de ces phénomènes, convulsion, contraction, coma, paralysie, etc. En nous reportant à ce que nous a appris M. Erhmann, à savoir : que l'anémie postérieure aux couches optiques produit les convulsions, nous trouvons que la présence de ce symptôme coïncide avec la plus grande fréquence de développement des tumeurs dans la portion postérieure de l'encéphale. Le coma et la paralysie se lieraient surtout aux cas où la tumeur se développerait dans le cerveau (fait que je ne pose ici qu'hypothétiquement, faute de statistiques et d'observations prises dans ce sens). Peut-être serait-il plus naturel de ne considérer l'anémie que comme la cause éloignée, et de rattacher les accidents à la congestion qui survient dans l'encéphale, soit à la suite des convulsions, soit par le fait même de la surexcitation que la circulation acquiert dans les parties saines, pour aller de là suppléer les vaisseaux oblitérés des portions malades. Il se passerait ici quelque chose d'analogue à ce que nous voyons dans les ligatures de la carotide : tandis que la dilatation vasculaire se produit dans les parties desservies par l'artère saine, qui doit

peu à peu remplacer dans ses fonctions l'artère obstruée, et rétablir
la circulation dans les points où ce dernier vaisseau se distribuait,
dilation qui s'accompagne de symptômes de congestion d'un hémisphère, on voit survenir en même temps, dans la portion du
cerveau privée d'une suffisante quantité de sang artériel, une anémie subite qui peut aller jusqu'au ramollissement. De là double
action et doubles symptômes : anémie d'une portion de l'encéphale
et hyperémie de l'autre.

Cette explication tire une grande force de l'examen du point où
se développent les tumeurs. Le plus souvent elles sont placées de
telle sorte, qu'à une période plus ou moins avancée de leur crois-
sance, elles compriment les branches artérielles destinées aux organes céphaliques. C'est ainsi que les rameaux de l'artère basilaire
qui se distribuent au cervelet et au bulbe peuvent difficilement
éviter la compression des tumeurs qui naissent dans le cervelet, le
bulbe et la protubérance.

Dans quelques cas enfin où la mort dépend d'une tumeur cérébrale, l'ensemble des signes extérieurs, loin d'éveiller l'idée d'un
raptus sanguin vers l'encéphale, serait plutôt de nature à faire supposer une diminution et un affaiblissement de la circulation : faiblesse
des pulsations carotidiennes, lipothymies, mouvements convulsifs
désordonnés, abaissement de la température de la peau, du crâne,
pâleur, traits étirés ; tous symptômes qui annoncent une diminution
momentanée de la circulation crânienne.

XIX. Cette théorie de la compression qui, nous venons de le voir,
s'applique aussi bien aux vaisseaux qu'au tissu même de l'encéphale,
ne doit point se borner à expliquer les effets de l'oblitération arté-
rielle. Les veines jouent dans la circulation cérébrale un rôle tout
aussi important que les artères, et la diminution de leur calibre doit
avoir une action réelle sur les phénomènes qui dépendent de l'intégrité de l'axe céphalo-rachidien.

« Je vis mourir à l'hôpital des Enfants une petite fille de 6 ans, à la suite de convulsions dont elle avait déjà offert à plusieurs reprises quelques attaques. On trouva à l'autopsie un corps étranger, d'apparence tuberculeuse, du volume d'une petite noix, occupant la face supérieure et la partie antérieure du lobe gauche du cervelet. Cette tumeur, par suite de sa position, comprimait et aplatissait la veine de Galien du même côté, au point où elle va se jeter dans le sinus droit. Un piqueté congestif notable se remarquait en outre dans la couche optique et le corps strié, qui, à part cette lésion, d'apparence récente, n'offraient rien d'anormal. Le reste du cerveau était sain, quoique légèrement congestionné, bien moins toutefois que les deux portions susnommées. Enfin la substance cérébelleuse, au pourtour de la tumeur, n'offrait sujet à aucune remarque. »

Chacun a pu apprécier les effets des obstructions veineuses de l'encéphale ; l'oblitération des sinus, étudiée déjà sous bien des points de vue, nous prouve toute la gravité de cette lésion. Cependant la disposition de ces canaux dans le crâne est telle, que leurs voies de communication avec le point central d'où naissent les jugulaires sont multipliées, et que le cours du sang n'est qu'incomplétement arrêté par la présence d'un obstacle dans la lumière d'un de ces vaisseaux. Les accidents de délire dus à cette obstruction, et dont M. Malherbe, de Nantes (1), fut un des premiers à signaler la cause, les symptômes graves et les modifications anatomiques que Virchow et son école ont montrés à la suite de cette obstruction, la marche rapidement funeste d'affections diverses où l'oblitération partielle des sinus avait été reconnue pendant la vie par mon excellent ami et collègue Fritz (2), sont pour moi autant de preuves irréfutables de la gravité que peut acquérir le ralentissement du cours du sang dans les vaisseaux veineux. En présence de ces faits où la lésion porte sur un canal volumineux, il est vrai, mais facile à suppléer dans ses fonctions, nous ne pourrons plus nous étonner que l'oblitération d'une

---

(1) *Annales de la section de médecine de Nantes.*

(2) *Bulletins de la Société anat.,* 1859, et *Gazette médic.*

veine importante, chargée à elle seule de la circulation en retour
d'une portion de l'encéphale, ait une action réelle sur les fonctions
dévolues à cettepartie des centres nerveux. Habituée peu à peu à
cette nouvelle condition d'existence, la substance nerveuse en sup-
porte les effets sans trop de réaction intense, et cet état morbide
passe inaperçu jusqu'au jour où une cause d'excitation venant à
agir , une congestion rapide comme il en survient souvent dans
l'enfance se produit vers la tête; le sang afflue vers l'encéphale
avec d'autant plus de force qu'une sourde irritation, qu'une sorte
d'engorgement passif y prédispose déjà le sujet. L'écoulement veineux par le vaisseau comprimé, à peine suffisant pour défrayer l'ap-
port artériel à l'état normal, devient incapable de donner issue au
sang lancé avec une abondance et une force insolites. Les vaisseaux
afférents se distendent, la veine résiste, les capillaires s'engorgent,
tous les symptômes d'une congestion active intense se produisent,
et si la portion ainsi lésée du cerveau est d'une grande importance
pour l'entretien de la vie, la mort arrive avec une rapidité qu'on
cherche en vain à conjurer. A l'autopsie, la présence d'une tumeur
cérébrale en indique la cause sans l'expliquer ; sa situation sur le trajet d'une veine d'un certain volume est à peine remarquée ; la congestion du réseau de la pie-mère est attribuée à la convulsion ; le
piqueté cérébral, s'il est diminué par la contraction tonique des capillaires, est négligé ; s'il persiste, on le rattache à la même cause ;
souvent, enfin, on termine la nécropsie sans même soupçonner le
mode de production de la mort. Sans avoir la prétention de déchiffrer dans tous les cas une énigme aussi complexe, nous croyons que
dans l'étude des causes multiples qui concourent à ce résultat fatal,
causes dont plusieurs nous échappent peut-être encore, il faut tenir
compte aussi bien des rapports que du volume et du point d'origine
de la tumeur, examiner avec un soin égal l'état du système vasculaire
et de la pulpe nerveuse, et souvent alors on trouvera l'explication
naturelle des phénomènes dont l'ordre de filiation et l'étiologie immédiate semblaient tout d'abord impossibles à déterminer.

Ce que je viens d'écrire sur la mort par compression des veines céphaliques s'applique entièrement à l'observation que j'ai donnée ci.dessus. Cet exemple, mieux que toute discussion, nous démontre un des mécanismes qui font d'une tumeur longtemps bénigne une cause d'accidents mortels, et cela sans changement notable dans son volume ni altération de structure de la masse cérébrale.

En regard de cette théorie je placerai, pour terminer, les diverses causes auxquelles les auteurs ont tour à tour rapporté ces accidents ; ce sont : 1° l'action du tubercule agissant comme un corps irritant et provoquant à ce titre des congestions ; 2° l'épanchement ventriculaire (hydrocéphale aiguë), que la tumeur peut occasionner, probablement par la compression des veines dont nous avons déjà parlé ; 3° l'inflammation et le ramollissement qu'elle produit dans la substance cérébrale qui l'entoure ; 4° la rupture du kyste tuberculeux suppuré, et l'infiltration de ce pus dans la pulpe nerveuse, opinion émise par M. Gendrin, et reconnue par la plupart des pathologistes (1).

XX. A côté de l'anémie cérébrale par cause locale, nous devons naturellement placer l'*anémie par cause générale*, qu'elle soit primitive ou secondaire. La syncope, quelle que soit la théorie admise pour sa production, participe à la fois d'une perversion dans l'action du système nerveux et du système circulatoire. Beaucoup plus fréquente qu'on ne l'aurait cru dans l'enfance et surtout pendant la première année de la vie, elle occasionne, comme l'a démontré M. le Dr Marrotte (2), qui, le premier à notre époque, a rappelé l'attention sur ce point, des accidents graves qui, d'abord inaperçus ou méconnus, peuvent devenir très-rapide

---

(1) Gendrin, leçons orales faites à l'hôpital de la Pitié en 1858.

(2) *Bulletins de la Société médic. des hôpit.*, 1855, p. 69 et suiv.

dement mortels, si on n'y remédie par des soins énergiques et bien appropriés. Elle semble liée, ainsi que nous le verrons à l'article de la *Symptomatologie*, à des causes qui, au premier abord, nous paraissent n'avoir, avec les appareils nerveux et circulatoires, qu'une relation assez éloignée. Je n'ai point à aborder ici l'étiologie ; aussi nous nous contenterons de dire que la syncope, chez le jeune enfant comme chez l'adulte, tue avec une rapidité extrême, par suite de la cessation d'action simultanée des battements cordiaques et de l'influx cérébral. Il ne rentre point dans les données de mon travail de discuter cette opinion généralement admise, de rechercher la part qu'y prend chacun de ces appareils et l'ordre dans lequel ils y participent. Nous dirons uniquement que le cerveau nous offre le même aspect chez l'enfant que chez les sujets plus âgés et que la mort doit s'expliquer chez les jeunes sujets par le mécanisme si bien étudié déjà par tant d'auteurs chez les individus arrivés à un âge plus avancé. Notons cependant que la syncope peut encore produire la mort dans d'autres circonstances, et qu'elle a été donnée par quelques pathologistes comme un des modes de mort subite dans l'éclampsie.

### INTOXICATION DU SANG.

XXI. Parmi les morts rapides qui dérivent directement d'une modification des centres nerveux, nous n'avons encore indiqué que celles qui proviennent soit d'une lésion immédiate de l'encéphale, soit d'une modification de nutrition portant à la fois sur le système nerveux et sur le reste de l'économie. Nous avons à nous occuper actuellement d'une vaste classe d'affections dans lesquelles l'agent destructeur reste quelquefois ignoré, quoique cependant il soit le plus souvent connu ou tout au moins soupçonné. Les *intoxications*, en jetant dans le sang un principe délétère, ne tardent pas à modifier les différents organes et à leur imprimer des altérations rapidement incompatibles avec la vie. Leur étude pourrait donc rentrer à bon droit dans l'examen des lésions du sang et de l'appareil circulatoire ; mais, comme on le sait depuis longtemps, les poisons agissent spécialement sur un groupe d'organes et manifestent leurs effets presque uniquement dans le système qui semble être leur lieu constant d'élection. Les seuls symptômes qui nous révèlent l'empoisonnement sont ceux que nous fournit l'appareil lésé, jusqu'au moment où les phénomènes généraux viennent annoncer l'infection de tout l'organisme. Encore, les manifestations produites par l'organe primitivement atteint produisent-elles souvent et impriment-elles jusqu'à la fin un cachet spécial et caractéristique, presque toujours suffisant pour reconnaître le point de départ des accidents et le viscère sur lequel l'agent toxique a dû d'abord agir.

Nous n'avons à parler ici que des intoxications qui localisent leur action sur les centres nerveux, et dans lesquelles la mort résulte des modifications de cet appareil. Nous éliminons naturellement tous les empoisonnements de cause externe, qui sont en quelque sorte l'analogue des causes traumatiques que nous n'avons point voulu traiter, nous nous occuperons seulement des intoxications qui résultent d'un vice de sécrétion et d'une altération idiopathique des organes.

Parmi les sécrétions qui, par leur rétention, leur modification ou leur altération, peuvent occasionner une mort très-rapide, nous ne connaissons que les sécrétions bilieuses et urinaires. A la première, chez l'adulte, on a rattaché l'ictère malin ; chez l'enfant, je ne connais point encore de cas analogue, aussi, tout en admettant qu'il s'en puisse présenter d'un jour à l'autre, passerai-je son histoire sous silence, faute de matériaux pour la construire.

La seconde, au contraire, sera pour nous d'un grand intérêt. C'est de la modification que subit la sécrétion urinaire, tant dans ses qualités que dans sa quantité, que dépendent une foule d'accidents, quelques-uns fort graves, dont la cause, longtemps ignorée est devenue, depuis quelques années, en France, en Angleterre et en Allemagne, le sujet de nombreux travaux, qui ont eu jusqu'ici le malheur de ne s'accorder que bien rarement dans leurs conclusions.

Comme je n'ai point à faire ici l'histoire des causes premières, je me contenterai d'enregistrer plus loin les accidents encéphalopathiques qui semblent se lier aux troubles des appareils et de l'excrétion urinaires, et me bornerai à donner actuellement le résumé aussi succinct que possible de ma manière d'envisager ces phénomènes.

ACCIDENTS CÉRÉBRAUX COÏNCIDANT AVEC L'ALBUMINURIE, AVEC LE DÉFAUT DE SÉCRÉTION DE L'URINE. — XXII. L'ensemble des accidents qu'on a groupés sous le nom d'*encéphalopathie albuminurique*, dont l'apparition est parfois d'une soudaineté entièrement *imprévue* et la marche d'une extrême rapidité, coïncident d'ordinaire avec la présence d'un excès d'albumine dans l'urine, et par conséquent se rencontrent dans la plupart des maladies où se note cette hypersécrétion albumineuse. On a tour à tour rattaché les symptômes cérébraux à la désalbuminisation simple du sang, à l'appauvrissement qu'on avait bien à tort comparé à celui de la chlorose (1), à la diminution de la matière colorante (2), à l'intoxication du sang par la production d'acide oxalique (3), par l'accumulation de l'urée (4), par la formation du carbonate d'ammoniaque (5), à un défaut de combustion des matières azotées (6), à une viciation du sang peut-être analogue à celle des fièvres (7), à une simple névrose (8), enfin à une maladie primi-

---

(1) Cohen, mém. cité.

(2) Christison, mém. cité.

(3) Henri Bence-Jones, Castelnau, Bouchardat, Teissier (thèse de 1856)

(4) Wilson fut le premier à émettre cette opinion.

(5) Frerichs et Wœller furent les premiers à émettre cette théorie.

(6) Reuling, Thèses de Giessen, 1854.

(7) Jaccoud, thèse de Paris, 1860.

(8) Cohen, *Bulletins de la Société médic. des hôpit.*, 1853, p. 197.

tive de l'encéphale causant l'albuminurie comme une autre affection des mêmes organes causerait le diabète (1). Aujourd'hui,
grâce aux travaux d'hommes qui pour être un peu moins bons
chimistes ou physiologistes n'en sont peut-être que meilleurs médecins, l'histoire de l'albuminurie semble entrer dans une phase beaucoup plus fertile en applications utiles, et plus satisfaisante pour
l'esprit. Les travaux les plus récents, encore bien peu nombreux et
peu répandus en viennent à considérer la lésion du rein et l'albuminurie comme deux phénomènes indépendants, qui tantôt existent l'un sans l'autre, tantôt sont concomitants, mais qui relèvent
tous deux d'une cause plus éloignée, d'une altération générale de
l'organisme. De même l'albuminurie n'a avec les phénomènes d'encéphalopathie sans lésion appréciable que des rapports de coexistence, et la grande importance de l'excrétion albumineuse consiste
surtout dans la facilité avec laquelle on la constate et dans la certitude que donne cette constatation faite en de certaines conditions
(après les fièvres éruptives par exemple), de l'existence d'un état
général grave qui compte parmi ses symptômes les phénomènes cérébraux et l'hydropisie.

La présence de l'albumine dans les urines est donc parfois le signal qui nous doit avertir de l'imminence d'accidents sérieux qui
n'ont ordinairement avec elle d'autre rapport que celui d'une commune origine. En première ligne figurent l'hydropisie et les accidents cérébraux. Tout en admettant que quelques-uns de ceux-ci
ne se rattachent point directement à l'état morbide général et ne
sont que la manifestation d'un épanchement séreux localisé dans
l'encéphale, il en reste bon nombre qui sont le résultat immédiat
de la maladie dont l'albuminurie, l'hydropisie et la lésion rénale

---

(1) Cohen, mém. cité.

Pour l'historique de l'albuminurie, je renvoie à la thèse de M. Jaccoud
(Paris, 1860), où on trouvera les renseignements bibliographiques les plus dé-
taillés.

sont autant de symptômes distincts. En même temps que ces altérations il existe une autre lésion, qui leur est antérieure, quoiqu'on l'ait le plus souvent décrite comme leur conséquence : c'est la viciation du sang, viciation qui ne trouve son origine ni dans l'albuminurie, ni dans l'excès d'urée, ni dans la formation d'urate ammoniacal, etc., mais qui naît avec la maladie, qui constitue son caractère, et qui, pour n'être pas toujours appréciable aux réactifs chimiques, n'en existe pas moins aussi bien que dans les typhus, les érysipèles épidémiques les fièvres puerpérales, etc. ; en un mot que cette maladie générale de tout l'organisme, dont l'altération du sang est le premier effet, l'albuminurie, l'hydropisie, l'encéphalopathie les symptômes principaux, est une de ces affections par intoxication, à laquelle on peut appliquer dans toute sa valeur l'expression de Fernel : *venenati morbi ex veneno intus genito* (1).

Du moment où cette lésion existe, apparaissent successivement et à des degrés variables, suivant les idio-syncrasies, les circonstances spéciales, les conditions accessoires qui peuvent modifier, accélérer ou retarder certains phénomènes, tous les symptômes qu'on attribuait autrefois à l'albuminurie. Celle-ci est un des premiers que nous constations ; il en est de même des hydropisies, puis des accidents cérébraux. Ceux-ci, dont j'ai à m'occuper spécialement, sont tantôt primitifs, tantôt secondaires : le sang altéré peut produire les premiers directement par son passage au travers de la masse nerveuse, et des phénomènes graves sont le résultat des modifications nutritives de l'encéphale arrosé par un sang modifié dans ses qualités. Ce sont là des symptômes qui doivent marcher sur la même ligne et qui appartiennent à la même époque que l'albuminurie et les hydropisies.

Les accidents céphaliques secondaires sont au contraire ceux qui proviennent non plus directement de l'action de ce principe mor-

---

(1) Fernel, *de Morborum differentiis,* 1656, p. 198.

bide qui vicie tout l'organisme, mais qui résultent de l'un des phénomènes que j'ai déjà indiqués, les hydropisies. Provoquées par
l'altération du sang, elles se font dans toutes les parties du corps, et
fréquemment leur siége d'élection est dans les cavités séreuses. De
là une série d'accidents secondaires du côté du cœur, des poumons
ou du cerveau, suivant que l'épanchement vient modifier les conditions normales nécessaires à l'accomplissement des fonctions de l'un
de ces viscères.

Je crois donc que les perturbations nerveuses concomitantes de l'albuminurie sont tantôt un symptôme primitif de la maladie générale.
tantôt un phénomène secondaire qui trouve sa source dans le siége
de l'épanchement; que parfois enfin ces deux ordres d'accidents
coexistent, se confondent à nos yeux, mais n'en suivent pas moins
leur marche indépendante l'une de l'autre, ce qui revient à admettre en définitive, mais dans un sens tout autre et en partant d'un
point de vue tout opposé, les deux causes qui ont suscité parmi les
médecins tant de savantes discussions, à savoir : l'hydropisie intra-
crânienne, et l'action délétère sur les centres nerveux du sang intoxiqué (1).

XXIII. L'étiologie que j'attribue à l'encéphalopathie albumineuse

---

(1) La nature de notre travail et nos considérations d'anatomie et de physiologie pathologiques, déjà beaucoup trop longues, nous empêchent d'insister
sur ce sujet, que nous avons d'ailleurs beaucoup étudié. Les idées que nous
émettons, encore fort peu répandues, ont été pour la première fois formulées
quoique très-incomplétement, par M. Cohen, dans un mémoire lu, en 1853, à la
Société médicale des hôpitaux. Elles auraient besoin d'être longuement discu-
tées, et je ne doute pas qu'elles ne triomphent un jour des opinions localisatrices
et des théories chimiques. A propos de ces hydropisies, il est encore un fait auquel nous croyons : c'est celui de leur métastase, qui trouve dans M. Andral un
chaud partisan (*Anat. pathol.*, t. I, p. 320-358). La doctrine de la métastase re-
gagne chaque jour le terrain qu'elle avait injustement perdu, et trouve déjà de
nombreux et savants défenseurs.

reçoit une nouvelle preuve de ce que nous voyons souvent chez les sujets affectés de *rétention urinaire*. Les uns succombent à des accidents nerveux à marche rapide ; les autres, placés dans des conditions identiques, sont exempts de tout phénomène grave (1) ; on ne saurait donc cette fois invoquer l'élimination de l'albumine, puisque cet élément demeure en quantité normale dans le sang des sujets frappés aussi bien que dans celui des individus exempts de tout accident. Quant à l'urée, quel que soit son mode d'action, nous en disons autant que de l'albumine ; pourquoi certains malades sont ils seuls victimes de l'encéphalopathie, tandis que les conditions *chimiques* des liquides de leur économie, restent les mêmes chez les uns aussi bien que chez les autres. L'urée d'ailleurs n'est point aussi toxique qu'on l'a prétendu (2), et tout en admettant que le séjour prolongé des éléments de l'urine dans le sang peut produire certains accidents, nous en sommes parfois réduits pour expliquer ces anomalies apparentes à recourir à cet état général morbide que nous avons admis dans l'albuminurie, état qui coïncide parfois mais non tou-

---

(1) Voy. à l'appui l'important mémoire de Christison (*British and foreign medico-chirurgical review*, 1840, p. 319 et suiv.), où il démontre l'absence de tout accident cérébral dans certaines rétentions d'urine.

(2) L'urée a été administrée en maintes circonstances à haute dose sans aucun accident ; je citerai entre autres MM. Trousseau et Pidoux : d'après eux Ségalas et Fouquier préconisent l'administration de l'urée à la dose de 4 grammes (*Traité de thérapeutique*, p. 524, 4e édit.).

Bichat, Courtens, Gaspard, avaient antérieurement injecté de l'urée impunément dans les veines.

Si M. Ségalas a eu quelques insuccès, il le doit, au dire de Frerichs lui-même (voy. thèse de Pibret, 1855), à un phénomène tout mécanique, l'injection ayant obstrué les capillaires.

Le professeur Maultener, de Vienne, emploie l'urée contre l'hydropisie scarlatineuse (*Gazette hebdom. de Paris*, 1854, p. 369).

Voir, pour la discussion de cette question et les effets de l'urée sur l'économie, les thèses de MM. Pibret ; Paris, 1855 ; Teissier ; Paris, 1856 ; Gallois ; Paris, 1857 ; Picard ; Strasbourg, 1856, et l'article de M. Lasègue dans les *Archives générales de médecine,* etc.

jours avec les rétentions d'urine, et qui, lorsqu'il existe, produit, en partie au moins, les accidents nerveux si graves, auxquels succombent de nombreux malades.

XXIV. Aux états pathologiques que je viens d'indiquer se borne la liste des causes souvent occultes, quoique beaucoup trop réelles, qui peuvent entraîner pendant l'enfance des accidents graves, voire même la mort, sans laisser sur le cadavre des traces suffisantes pour expliquer la rapidité et la puissance de leur action. L'*asthénie*, la *congestion active* dont les signes anatomiques peuvent si aisément disparaître, l'*anémie cérébrale* et l'*anémie générale*, la *syncope*, et enfin les *viciations du sang*, parmi lesquelles nous avons noté l'altération qui coïncide avec l'albuminurie ou avec le défaut d'excrétion de l'urine, telle est en résumé l'énumération des modifications morbides auxquelles j'ai attribué la plupart des phénomènes insolites qu'un examen superficiel laissait inexpliqués.

Notons encore les accidents subitement mortels qui surviennent par action sur le système nerveux du sang intoxiqué, pendant le cours des fièvres éruptives, notamment de la rougeole. Dernièrement encore un de mes amis, M. le D$^r$ Métivier, me citait un fait de ce genre survenu chez un jeune enfant de sa clientèle; je renvoie du reste pour ce sujet au mémoire de M. Moynier, où on pourra trouver de curieuses observations de mort subite survenue chez de tout jeunes malades dans le cours d'une rougeole d'intensité moyenne (1).

J'ai indiqué suffisamment aussi le rôle de la *congestion passive*, et l'importance qu'elle pouvait acquérir parfois dans la production des morts subites; il ne me reste donc plus qu'à citer quelques lésions organiques qu'il est aisé de constater à l'autopsie et dont la présence suffit amplement pour expliquer les accidents, leur marche et leur terminaison.

---

(1) Moynier, *des Accidents et des formes anormales de la scarlatine et de la rougole* Paris, 1860, in 8°, p. 185.

### LÉSIONS DIVERSES.

XXV. Le *ramollissement* de l'encéphale, malgré sa rareté dans l'enfance, peut occasionner la mort subite, et, comme type des lésions qu'il produit, j'en citerai un cas que j'emprunte à M. Churchill.

« Un enfant de 8 ans et demi, chagrin et maussade depuis quelques jours, assez peu malade du reste, et n'offrant depuis cinq jours, comme symptôme dominant, qu'une céphalalgie d'une intensité médiocre, soupe, le sixième jour de son indisposition, à neuf heures du soir, avec du thé, des sandwich et une forte tranche de bœuf rôti. Une heure après, cet enfant est saisi de deux ou trois mouvements convulsifs, et meurt subitement. A l'autopsie, on trouve un ramollissement du fornix et du *septum lucidum,* tel, que la sérosité méningienne, forçant tout à coup cette paroi altérée, avait dû occasionner la mort immédiate, en faisant irruption dans le ventricule » (1).

XXVI. Il est dans l'enfance une variété assez fréquente d'hémorrhagie : c'est l'*hémorrhagie méningée ;* elle existe chez des sujets qui ont succombé à des accidents de forme variée, convulsifs, comateux et même paralytiques. Elle cause très-rarement la mort subite chez les enfants ; cependant elle dut occuper ici une place importante, car elle fait partie de cette classe de phénomènes que les médecin localisateurs ont regardés comme essentiels et comme indépendants de tout état morbide général, tandis que, en réalité, ils ne forment que le symptôme d'une maladie qui les précède et contre laquelle il faut avant tout diriger notre thérapeutique. Je n'ai trouvé du reste qu'un seul cas où on eût pu rattacher la mort subite à une hémorrhagie méningée simple, encore l'auteur qui le rapporte élève-t-il quelques doutes sur l'action unique de l'hémorrhagie et sur l'absence de toute

---

(1) Churchill, *Dublin quarterly journal*, 1856.

autre cause antérieure (1). Il existe de bonnes raisons pour douter du rôle actif de cette hémorrhagie dans la production des phénomènes convulsifs qui se terminent rapidement par la mort. Si l'on en croit M. Ozanam qui s'appuie sur l'opinion de Bayle (2), l'hémorrhagie méningée ne serait jamais idiopathique ; elle résulterait de convulsions, de lésions mécaniques, de compressions, d'oblitérations des sinus ou des veines, de coups, de chutes. MM. Rillet et Barthez (3) placent également dans l'arrêt de la circulation cérébrale par obstruction directe ou éloignée des conduits veineux, la principale cause de l'hémorrhagie méningée et la réduisent ainsi au rang des épanchements passifs. Si l'on se rappelle ce qui a été dit de la congestion céphalique consécutive aux convulsions (§ XII), on ne s'étonnera point de me voir lui assimiler l'hémorrhagie qui, je le répète, n'est qu'un degré plus avancé du raptus sanguin, lequel engorge et distend dabord les vaisseaux (congestion), puis les rompt ensuite (hémorrhagie). Quant à ce qui est de la relation de cause à effet qu'on a voulu établir entre l'épanchement méningé et les convulsions, nous ne pouvons l'admettre, puisque des accès éclamptiques identiques entre eux ont eu lieu, les uns avec hémorrhagies, les autres sans hémorrhagies, et que la présence et l'absence de cette lésion n'ont fait varier en aucune façon la marche ou la forme des phénomènes. Bien plus, dans les cas où il y a eu hémorrhagie, la cause propre de la maladie, ainsi que le pense M. Baillarger (4), a continué à dominer les accidents sans se laisser influencer par l'hémorrhagie, puisque les convulsions ont persisté, tandis que le coma, les contractions et la paralysie, seraient venus s'y joindre et se substituer aux convulsions si les symptômes avaient uniquement dépendu de l'hémorrhagie.

---

(1) Valleix, *Maladies des enfants nouveau-nés*, p. 562.

(2) Ozanam, *Archives gén. de méd.*, t. XXIII ; 1850.

(3) *Maladies de l'enfance*, t. II, p. 273 et suiv.

(4) Thèses de Paris, 1837.

XXVII. L'*hémorrhagie cérébrale* est plus rare dans l'enfance que l'hémorrhagie des méninges; elle se présente sous deux formes anatomiques distinctes : l'hémorrhagie capillaire, formée d'une masse de petits foyers composés d'un caillot de la grosseur d'une tête de petite épingle, entouré d'une zone mince, jaunâtre, qui n'est probablement que du tissu cérébral ramolli; puis l'hémorrhagie en masse formée par un vaste épanchement avec déchirure de la pulpe nerveuse.

La situation, le volume, la marche des foyers est la même dans l'enfance que dans les périodes postérieures de la vie; nous n'avons donc point à en parler, et nous nous contenterons de faire remarquer que l'apoplexie des enfants diffère de celle des adultes et surtout de celles des vieillards : 1° par la fréquence beaucoup moins grande, 2° par son innocuité relative, 3° par la guérison plus facile des foyers sans complication grave, 4° parce qu'elle est rarement, à proprement parler, idiopathique, et que, de même que l'hémorrhagie méningée, elle est presque toujours passive et liée à une autre altération accidentelle ou permanente de l'économie.

XXVIII. Il me resterait encore à étudier d'une façon générale les causes diverses auxquelles on rattache les convulsions. C'est un sujet tellement complexe, qu'il serait impossible, sous peine de répéter tout ce qui a été déjà dit, d'en faire l'histoire anatomique, contenue, à vrai dire, dans les paragraphes qui précèdent. J'ai cependant à mentionner ici une prétendue lésion spéciale à une variété de convulsion, l'asthme thymique ou spasme glottique : c'est l'hypertrophie du thymus; toutefois, comme je ne puis examiner cette question d'anatomie pathologique sans l'appliquer à la pathologie, je la reporte au chapitre où je traiterai de la symptomatologie de cette affection.

XXIX. Ici se termine l'exposé des lésions anatomiques qui entraînent avec elles des phénomènes graves, rapides et inattendus. Il en est deux cependant que j'indiquerai en finissant : l'une devait rester plutôt dans l'étude des faits accidentels ou dans ceux qui relèvent de la pathologie chirurgicale, faits que je n'ai point l'intention d'étudier dans ce travail, et l'autre est de nature à donner matière aux doutes les plus fondés.

Je veux parler, en premier lieu, des compressions subites de la moelle et du bulbe, qui surviennent dans les tumeurs blanches des articulations des premières vertèbres. Quoique l'attention soit, dans ces maladies, constamment éveillée sur une semblable terminaison, il se présente certains cas où la mort survient chez des sujets dont la lésion paraît encore si peu avancée qu'elle ne laisse pas que de surprendre le médecin lui-même et de déjouer ses prévisions. J'appuierai ce que j'avance ici sur un cas de ce genre, dont j'ai été témoin à l'hôpital des Enfants, et qui peut à juste titre se ranger dans la catégorie des morts inattendues.

Signalons enfin la possibilité de la méningite comme une cause de mort subite ; je m'expliquerai à ce sujet à l'article de la symptomatologie, et je me borne actuellement à noter la fréquence des hémorrhagies méningées qui accompagnent cette maladie. Bayle (1) prétend avoir rencontré un épanchement de sang chez un huitième des sujets qui ont succombé à la méningite chronique. On pourrait donc arguer de cette lésion pour attribuer à la méningite une marche plus rapide que de fait. Mais, en se reportant à ce qui a été dit sur l'hémorrhagie méningée (§ 26), on verra que la méningite, même avec complication d'épanchement sanguin, ne peut occasionner la mort subite que dans des circonstances excessivement rares et tout exceptionnelles.

---

(1) *Maladies du cerveau,* etc., p. 269.

# DEUXIÈME PARTIE.

## SYMPTOMATOLOGIE.

## CHAPITRE I<sup>ER</sup>.

XXX. Nous venons, dans l'article précédent, de passer en revue les diverses modifications anatomiques qui altèrent l'intégrité des centres nerveux, et enrayent leurs fonctions; nous avons cherché à déterminer dans quelles conditions et par quel mécanisme ces altérations peuvent se produire avec rapidité, et comment elles entraînent, par leur gravité, une issue funeste. Pour compléter leur histoire, il nous reste à décrire l'ensemble des symptômes qui révèlent leur existence, font prévoir leur issue, permettent au médecin d'assurer son diagnostic, et doivent lui faire réserver son pronostic, ou tout au moins éveiller en lui la crainte d'accidents imprévus.

Les lésions anatomiques ne peuvent, du vivant du malade, se manifester que par les symptômes morbides qui, par leur groupement, forment les caractères de la maladie. Ces manifestations de l'état pathologique de nos organes ne constituent donc en aucune manière la maladie, mais uniquement son expression. N'étant par suite que secondaires, dépendant constamment d'une lésion anatomique des différents organes et des divers éléments qui constituent notre être, ces phénomènes ne peuvent avoir d'autre importance que de nous révéler son étendue, sa nature, sa gravité, de nous prémunir contre les surprises et les phénomènes inattendus qui découlent de la marche naturelle de la maladie, enfin de nous faire prévoir sa terminaison probable. Substituer la symptomatologie à la maladie, faire la médecine du symptôme au lieu d'attaquer l'état morbide, n'est donc souvent autre chose que prendre l'effet pour la cause, et combattre le résultat en négligeant la force productrice. Certains symptômes ont par eux-mêmes, je le reconnais, une puissance destructive qui fait à elle seule tout le danger de la maladie : telle convulsion ne tue que parce que les muscles respiratoires convulsés suspendent la respiration. Il n'en est pas moins vrai que, dans ce cas, la convulsion n'est qu'un phénomène secondaire, relevant d'une modification des centres nerveux, et qu'après avoir combattu l'asphyxie par des moyens palliatifs momentanés, le médecin dirigera son attention et ses effets thérapeutiques contre la lésion première, cause unique de tous les accidents.

L'histoire des symptômes ainsi envisagée nous explique l'existence de certains phénomènes, le coma, la paralysie, la convulsion, etc. etc., et leur identité constante dans les affections les plus diverses. Chacun d'eux se reliant à une modification particulière des centres nerveux, il se représente chaque fois que se reproduit cette même modification, qu'elle provienne d'une hémorrhagie, d'une commotion, d'une tumeur ou de toute autre cause. Son apparition suffit donc pour révéler au médecin, sinon la cause agissante, du moins le mode d'action de cette cause et la nature de la modification qui en résulte dans l'état du système nerveux. Prenons un exemple : ne voyons-nous pas la convulsion provenir des lésions les plus diverses de l'axe cérébro-spinal, hémorrhagies, tumeurs, congestions, anémie? C'est que malgré la diversité apparente de ces causes, il y a analogie d'action; malgré la distance qui semble séparer l'anémie de la congestion, la tumeur cérébrale de l'hémorrhagie des méninges, il y a similitude dans les perturbations produites sur la circulation de l'encéphale. De cette identité d'action sur les centres nerveux découle nécessairement l'identité des manifestations extérieures. A cette conclusion, on ne saurait rien objecter, surtout si on se souvient que l'expérience a corroboré cette assertion en démontrant que les deux modifications anatomiques les plus opposées, l'anémie et la congestion, étaient la cause de convulsions identiques entre elles. Si maintenant nous nous reportons au chapitre précédent, nous y verrons que presque toutes les altérations qui siégent en dedans de l'enveloppe osseuse des centres nerveux s'accompagnent de l'un de ces deux états organopathiques, anémie ou congestion; que quelques-unes même n'en sont que l'exagération; enfin, qu'il est certains produits pathologiques qui, dans leurs révolutions, entraînent simultanément l'anémie et la congestion de deux points de l'encéphale souvent peu distants l'un de l'autre.

Il est dès lors aisé de comprendre pourquoi un même symptôme se rencontre dans des maladies diverses, dans des affections d'apparence variées; pourquoi aussi, en s'en rapportant uniquement à ce symptôme, quelque dominant qu'il soit, on court risque d'errer dans son diagnostic et de méconnaître la nature du mal. Il existe heureusement à côté de ces grands phénomènes une série de manifestations morbides moins tranchées, quoique tout aussi constantes; ce sont celles qui ressortent de la localisation de l'action, de la cause, de son temps de durée, de son intensité, de son mode de début, de son intermittence ou de sa continuité, de l'unité ou de la multiplicité de ses manifestations, des complications qu'elle peut entraîner, enfin des symptômes qu'elle éveille dans les autres appareils de l'organisme. Chacun de ces caractères vient apporter une physionomie nouvelle aux grandes expressions morbides du système nerveux. C'est en tenant compte des modifications qui résultent de l'union intime de ces deux classes de phénomènes qu'on parvient à reconnaître l'altération physiologique et anatomique subie par le système nerveux, puis la nature, l'étendue, la ténacité, la puissance et la gravité de la cause pathologique qui a engendré cet état. Alors seulement on pourra porter le diagnostic, prévoir les accidents, annoncer presque à coup sûr la marche des maladies qu'en l'absence de ces signes on eût à peine soupçonnées. Bien plus, on augmentera les chances de guérison, en substituant à temps

au traitement des symptômes toujours incomplets, celui des causes
mêmes de la maladie.

Il est bien rare que les morts subites ne soient pas précédées
d'un certain nombre de symptômes; ceux-ci peuvent acquérir tout
à coup une extrême violence et s'accompagner d'une mort presque
immédiate; n'en voyons-nous pas la preuve chaque jour dans les
convulsions qui, d'abord légères, deviennent rapidement mortelles?
D'autres fois ces mêmes symptômes nous révèlent, malgré leur apparente bénignité, un état pathologique grave d'une viscère, capable
de produire la mort tout à coup, au milieu de la santé apparente,
ainsi que nous en avons la preuve journalière dans les quelques
phénomènes qui accompagnent les insuffisances aortiques peu avan-
cées.

C'est l'étude de ces symptômes, dont la connaissance diminuerait
notablement le nombre des morts subites, que je vais entreprendre
actuellement. Laissant complétement de côté la partie anatomo-
physiologique déjà traitée dans ce travail, je me supposerai au lit
des malades, j'y chercherai uniquement les signes qui doivent inspirer au médecin des craintes fondées, lui montrer un danger réel,
révéler un péril imminent et rapproché, lui éviter enfin les ennuis
et les reproches que lui attire un accident funeste survenu à l'improviste et au milieu d'une fausse sécurité.

---

# CHAPITRE II.

### Asthénie.

XXXI. L'*asthénie* est l'état d'un organe dans lequel l'énergie de
l'action vitale est tombée au-dessous du type normal; c'est un
affaiblissement qui tantôt se localise dans quelques systèmes, tantôt

se propage à tout l'organisme; elle consiste dans la débilité musculaire, l'atonie vasculaire, l'épuisement du fluide nerveux, la dépression des organes dont l'intégrité importe à la vie. C'est, pour tout dire, un affaissement général ou partiel du malade qui le rend impropre à réagir sous l'influence des stimulants et à lutter contre les causes de destruction.

Il est rare que l'asthénie atteigne des proportions graves chez les sujets d'ailleurs bien portants et situés dans de bonnes conditions hygiéniques; c'est pendant le cours des affections chroniques, dans les maladies des voies respiratoires, dans celles qui attaquent les voies digestives et compromettent les fonctions plastiques, dans les cas enfin où une médication trop active laisse le malade, aussitôt que s'affaisse l'excitation morbide, dans un prostration et un épuisement qui lui enlèvent toute force de réaction; c'est, en un mot, dans toutes les circonstances où l'assimilation respiratoire et nutritive ont été inférieures à la dépense, que nous devons redouter l'asthénie et chercher à la prévoir.

Sa marche est ordinairement lente; masquée par l'affection qui la fait naître, elle s'accroît peu à peu par cela seul que le développement qu'elle a déjà acquis favorise son accroissement ultérieur. Le malade devient pâle, abattu, décoloré; ses yeux s'excavent, se bordent d'un cercle noir; la vivacité du regard persiste cependant, entretenue qu'elle est par la maladie qui accompagne l'asthénie et a été sa première cause. Les paupières, la peau de la face, sont parfois légèrement œdématiées; les lèvres sont pâles, les traits déprimés et leur expression languissante; la langue humide et large, à moins de complications spéciales; la voix faible chez les adultes est remplacée chez les jeunes enfants par quelques cris et quelques gémissements. Le malade affecte surtout la position en supination, s'enfonce dans le lit, fait peu de mouvements et, pour reposer les muscles du cou, abandonne à son propre poids la tête qui se fléchit sur l'épaule ou le sternum et reste à peu près immobile sur l'oreiller. La température du corps diminue si bien qu'il faut recourir à des moyens extérieurs puissants pour l'entretenir. La peau reste tantôt sèche, tantôt un peu humide ; le tissu cellulaire perd sa fermeté et son élasticité, rarement il disparaît, et l'amaigrissement, s'il existe, n'est dû qu'à la maladie aiguë ou chronique concomitante. La circulation s'accélère légèrement, il se fait dans les viscères riches en vaisseaux des congestions veineuses d'une intensité peu accusée. Les fonctions d'assimilation du tube digestif se perdent et leur cessation coïncide avec l'anémie la plus complète ; la constipation succède à la diarrhée qui existait dans la première période de la maladie. Avec la disparition des fonctions plastiques coexiste une diminution notable dans l'intensité des fonctions respiratoires et des troubles presque constants des sécrétions.

Les choses se maintiennent en cet état pendant un temps variable ; l'intelligence persiste dans toute sa netteté. La maladie qui a engendré l'asthénie, modifiée par ce nouvel état, en perçoit sinon une amélioration réelle, du moins une rémission apparente dans ses principaux symptômes ; le caractère de l'enfant, aigri par la maladie, reprend ses apparences naturelles, alors qu'il n'est que plus affaissé. Les souffrances, ressenties moins vivement par sa sensibilité émoussée, lui permettent un peu de repos qu'interprètent comme une amélioration réelle les gens qui l'entourent ; on attribue son apathie, son insensibilité aux impressions extérieures, aux fatigues de la maladie, aux effets d'une diète prolongée, et au calme et à la tranquillité qu'on s'est efforcé de faire régner autour de lui. On ne peut apprécier la diminution toujours croissante de sa chaleur naturelle et son impuissance à l'entretenir, que masquent les sources de chaleur artificielle dont on l'entoure. On favorise son affaissement et sa somnolence qui simulent un sommeil réparateur ; on se félicite de la disparition des symptômes aigus, de la baisse et de l'affaiblissement du pouls, du calme et de la tranquillité de l'enfant ; en un mot, les parents et l'entourage du petit malade s'aveuglent au point d'interpréter comme les signes d'une convalescence prochaine les symptômes qui sont les avant-coureurs d'une mort peu éloignée. Le médecin lui-même s'en laisse parfois imposer, et sans partager toutes les illusions de la famille, il ne cherche point à les détruire, car il n'a point encore perdu tout espoir. Cet état se prolonge, le malade gagne du temps. Tous les phénomènes aigus s'amendent, la faiblesse seule persiste, et on ne doute point de la combattre avec succès ; on se croyait enfin assuré déjà du succès quand l'enfant s'affaisse tout d'un coup, offre quelques légers soubresauts des tendons, de la dilatation des pupilles, parfois une faible convulsion, et meurt avant qu'on ait pu se rendre compte de la gravité et de la nature de ces quelques accidents d'apparence si bénigne. Il est même quelques enfants qui succombent sans que le moindre signe anormal vienne attirer l'attention de ceux qui les surveillent. Ils sont frappés d'un collapsus subit qui simule le sommeil, et ils ont cessé de vivre avant qu'on ait songé à la possibilité de l'accident qui les a enlevés.

XXXII. La première de ces deux terminaisons se rencontre surtout dans l'asthénie rapide existant avec une affection aiguë qui l'a engendrée ; la seconde semble plus fréquente dans les asthénies lentes, qui sont ordinairement liées à une maladie chronique si intimement qu'il devient difficile de dire lequel de l'asthénie ou de l'affection organique a débuté, et auquel de ces deux états il faut donner le nom de *maladie* et le nom de *complication*.

Je possède de fort beaux exemples de ces deux formes d'asthénies, et, pour corroborer par l'examen des faits le tableau symptomatique que je viens de tracer, je vais transcrire succinctement l'histoire de deux malades qui suffiront, en les prenant pour types, à nous dépeindre les deux variétés que nous avons indiquées.

Le premier de nos malades est une petite fille de 3 ans, admise à l'hôpital des Enfants Malades, salle Saint-Paul, n° 30, au mois de mai 1859, pour y être traitée d'une tumeur érectile. Quelques jours après son admission, cette enfant, dont la santé générale semblait s'habituer assez difficilement au séjour et au régime de la salle, fut prise de frisson, de malaise et d'un léger mouvement fébrile. L'examen du thorax et l'étude des symptômes généraux ne tardèrent pas à révéler l'existence d'une broncho-pneumonie localisée dans un seul côté et à un seul lobe du poumon. L'enfant était vigoureuse, exempte de toute diathèse et de toute cachexie, si bien qu'on crut pouvoir triompher de la maladie à l'aide d'un traitement approprié et assez énergique. Sous l'influence de la médication, les accidents s'apaisèrent sans disparaître entièrement, les forces s'affaiblirent, la fièvre tomba, et la malade ne tarda pas à nous offrir les caractères ordinaires d'un début de convalescence après une affection grave. Les aliments, qui n'avaient du reste jamais été complétement proscrits, furent rendus, les toniques légers sagement administrés, et tout portait à croire qu'une guérison complète ne se ferait pas longtemps attendre. Contrairement à cette espérance, les symptômes généraux persistèrent à un degré faible, mais uniforme ; l'appétit se perdit rapidement ; l'enfant commença à devenir indifférente à toutes les impressions extérieures, répondant difficilement aux excitations et aux provocations des gens qui l'entouraient. Malgré la température déjà assez élevée de l'atmosphère, on fut obligé, pour entretenir la chaleur normale, d'employer des moyens auxiliaires assez puissants ; le pouls, tombé à 90 pulsations, s'y maintenait uniformément, petit, mou, dépressible ; la peau était fraîche et sèche. Une constipation assez opiniâtre nécessita bientôt l'emploi de lavements. Après quelques jours ainsi passés, l'état local du poumon était très-amélioré, mais l'ensemble des symptômes généraux persistait, en dépit de l'emploi de toniques assez énergiques. L'habitus général de la petite malade était celui d'un sujet prostré, fortement affaibli ; les yeux étaient brillants, le pourtour orbitaire excavé et plombé ; les mouvements rares, la supination à peu près constante ; la tête était légèrement fléchie sur les épaules, et l'enfant ne cherchait nullement à changer cette position ; les chairs devinrent flasques et molles, sans amaigrissement notable ; la respiration, d'un rhythme à peu près normal, était un peu anxieuse, sans offrir toutefois rien d'alarmant ; l'enfant, tout en supportant et digérant assez bien les aliments qu'on lui ingérait de force, refusait toute espèce de nourriture ou de boisson alimentaire ou médicamenteuse ; le ventre était mou, indolent ; la défécation rare, la miction peu abondante.

Tel fut l'ensemble des signes que nous fournit notre malade pendant un laps de temps d'environ trois semaines, depuis le moment où les accidents avaient débuté jusqu'au jour où nous allons l'étudier pour la dernière fois.

Après vingt et quelques jours ainsi passés, l'enfant offrit identiquement les mêmes caractères morbides qu'au début ; les symptômes stéthoscopiques avaient toutefois presque entièrement disparu ; le pouls, petit et faible, était à 80 pulsations ; la respiration assez naturelle, la débilité extrême, l'anorexie complète, malgré l'ingestion quotidienne de quelques boissons alimentaires. Ce fut au milieu de ces symptômes, qui n'avaient subi aucune autre aggravation que celle qui résultait de leur prolongation, symptômes qui par eux-mêmes ne semblaient entraîner directement aucune suite immédiatement funeste, qu'ayant fait placer l'enfant sur les genoux de la religieuse pour l'ausculter et l'examiner complétement, ainsi que nous étions dans l'usage de le faire assez souvent, elle fut prise d'un faible mouvement convulsif des bras et du tronc, et mourut instantanément.

L'autopsie ne nous donna comme lésion qu'une broncho-pneumonie bien localisée dans le centre du lobe moyen du poumon droit, suivie de résolution presque complète. Dans les bronches et la trachée il n'existait qu'une quantité de mucus beaucoup trop faible pour avoir pu causer l'asphyxie. Le reste des poumons offrait, en arrière, un peu de congestion hypostatique. Les centres nerveux et tous les autres organes étaient parfaitement sains, peut-être même leur coloration pâle et anémiée était-elle légèrement exagérée.

Je laisse sans commentaires cette observation sur laquelle j'aurai à revenir en recherchant l'étiologie de l'anémie pour servir de base à son traitement ; je ferai uniquement remarquer qu'on ne peut invoquer la lésion pulmonaire comme cause directe de la mort, et que celle-ci, évidemment due à l'asthénie, est survenue tout à coup, à l'improviste, à un moment où l'état du malade inspirant si peu de craintes immédiates, je ne m'occupais uniquement qu'à constater la marche de la maladie, sans songer à me prémunir contre un accident dont rien n'annonçait l'imminence.

Le second fait dont j'ai à relater l'histoire est celui d'une petite fille de 2 ans et demi, couchée au n° 28 de la salle Sainte-Thérèse, à l'hôpital des Enfants Malades, et traitée d'une ophthalmie catarrhale aiguë dont elle guérit assez rapidement. Cette enfant, malingre et chétive, n'offrait aucun antécédent diathésique ; toutefois sa constitution se ressentait évidemment des conditions misérables au milieu desquelles elle avait toujours vécu. Atteinte de diarrhée, amaigrie, d'un caractère maussade que son affection oculaire et le traitement douloureux auquel elle était soumise ne faisaient qu'irriter, elle s'accoutuma difficilement au séjour de la salle. Peu de jours après son entrée dans le service, sa diarrhée avait presque entièrement disparu, l'anorexie avait remplacé le peu d'appétence qu'elle avait encore pour les aliments lors de son admission, et, au fur et à mesure de l'amélioration de son ophthalmie, on put reconnaître que l'affaiblissement et l'abattement qu'on avait regardés au début comme une conséquence de la maladie de l'œil persistaient et se liaient intimement à la nature et aux habitudes de l'enfant. Des renseignements pris auprès de la mère apprirent que depuis longtemps déjà notre petite malade avait commencé à se débiliter, à s'amaigrir légèrement, à n'accepter les aliments qu'avec difficulté. L'indication était évidente dans ce cas : l'emploi des toniques tant à l'intérieur qu'à l'extérieur, la prescription de boissons et d'une nourriture reconstituantes et facilement assimilables, produisirent une légère amélioration qui ne fut que de courte durée, l'anorexie devint bientôt complète, la diarrhée alterna avec la constipation, le pouls tomba à 70, faible et dépressible; l'enfant, triste, immobile, dans la supination, dans l'indifférence presque absolue, grondant et criant au plus léger attouchement, pelotonnée sur elle-même, perdait sa température normale pour peu qu'on n'eût pas soin d'entretenir autour d'elle des sources constantes de chaleur ; cet état persista un mois environ sans qu'il y ait rien à en dire, la vie s'entretenant grâce à quelques boissons toniques et alimentaires ( vin , bouillon ) que la religieuse du service faisait presque ingérer de force à l'enfant.

A cette époque, c'est-à-dire six semaines après la disparition des symptômes aigus de l'ophthalmie, on vit se former successivement, en différents points du corps, une série de petits abcès semblables à des furoncles pour la forme extérieure, à des abcès froids pour la marche et le contenu, occupant le cuir chevelu, les membres, le tronc, atteignant le volume d'une noisette, sans trace sensible d'inflammation, et se cicatrisant assez lentement après qu'un coup de lancette avait donné issue au pus. Ces petites collections purulentes, en tout semblables aux scrofulides phlegmoneuses bénignes, n'amenèrent chez notre sujet aucune modification dans les symptômes généraux, qui, à l'intensité près, étaient, au bout de trois mois, identiquement les mêmes qu'au début. La débilité augmentait progressivement, sans qu'on pût l'attribuer à une cause saisissable.

Les choses duraient ainsi depuis quatre mois environ, époque à laquelle remontait l'entrée de la malade dans la salle ; le pouls battait de 70 à 80 pulsations par minute; les mouvements étaient rares; la respiration libre, peu profonde, assez fréquente ; l'intelligence intacte; le refroidissement peu rapide en raison de la température très-élevée du mois d'août; la sensibilité de la pupille au contact de lumière émoussée; la constipation prédominant sur la diarrhée, avec laquelle elle alternait; l'urine peu abondante; les quelques aliments absorbés assez bien digérés ; le tissu cellulaire mou et en partie résorbé. Rien ne semblait présager une issue funeste prochaine dans l'état actuel de la petite malade, qui persistait tel qu'il existait depuis déjà plusieurs mois : aussi grand fut mon étonnement quand j'appris que cette enfant, que j'avais trouvée à ma visite du matin telle que je viens de la dépeindre et dans les mêmes conditions où je la connaissais depuis si longtemps, s'était endormie deux heures environ après mon départ, et avait été trouvée, quelques instants après, morte dans son berceau.

L'autopsie ne put nous révéler aucune espèce de lésion, sauf une faible congestion des deux poumons, congestion qui du reste semblait hypostatique et insuffisante pour modifier notablement la respiration. Le foie était un peu volumineux, ses vaisseaux hyperémiés. Le système nerveux, le cœur et tous les autres viscères, étaient parfaitement intacts.

De là nous concluons que la mort survient subitement par asthénie, sans prodromes, sans caractère qui puisse faire prévoir son approche. La persistance des symptômes qui révèlent l'asthénie chez un jeune enfant doit donc nous avertir de la possibilité d'une mort subite et inattendue, à une époque où rien encore, dans l'ensemble des phénomènes symptomatiques, ne donne l'éveil sur la proximité de cette terminaison.

XXXIII. On a dû remarquer, en lisant l'histoire de nos deux sujets, l'analogie frappante qui existe entre les principaux phénomènes de leur maladie, et en a un tout tellement semblable de part et d'autre, qu'on ne saurait hésiter à y reconnaître un même état morbide. Quelques différences dans les détails donnent cependant à chacun de ces cas une physionomie assez spéciale pour nécessiter la création de deux variétés dans le même genre. Le premier enfant, fort, de bonne santé, sans antécédents morbides, est pris de broncho-pneumonie ; les accidents, attaqués dès le début, cèdent à un traitement approprié ; leur accroissement s'arrête ; ils rétrogradent et ne tardent pas à demeurer stationnaires. L'enfant s'affaiblit, toutes les fonctions perdent leur activité ; les signes locaux continuent à indiquer un foyer mal éteint d'inflammation pulmonaire. La débilité augmente, les fonctions plastiques et respiratoires s'exécutent imparfaitement; la réparation et l'absorption sont bientôt insuffisantes à combler la dépense, et de ce défaut d'équilibre résulte la mort, peu de temps après le début des accidents.

Dans le second cas, au contraire, nous avons affaire à un enfant cachectique, débilité, de santé délabrée, en proie à une affection qui se manifeste surtout chez les gens de constitution appauvrie ou sous l'influence de la diathèse scrofuleuse. Il se présente à nous dans un état d'affaissement et d'asthénie générale existant de longue date, déjà prononcé, et qui ne se rattache à aucune lésion appréciable, à aucune altération d'organe en particulier. L'état pathologique s'aggrave ; l'asthénie fait des progrès ; elle se prolonge pourtant, et ce n'est qu'au bout d'un laps de temps très-long que le malade ayant en quelque sorte dépensé progressivement toute sa puissance de résistance, toute son énergie vitale, s'éteint subitement, sans secousses, sans impulsion extérieure, sans lésions viscérales. La mort a été progressive ; chaque partie, chaque cellule de l'organisme a cessé de vivre faute de la force et des aliments nécessaires à son entretien et à sa réparation, si bien que la mort, au lieu d'être simultanée dans toutes les régions du corps, a procédé peu à peu de la périphérie vers le centre, et n'a été complète qu'au moment où elle a envahi le système nerveux central. Dès lors se sont arrêtés subitement les fonctions de la circulation et de la respiration, dont l'interruption a mis un terme immédiat à la vie du sujet.

Ces deux modes d'action de l'asthénie, ses différences dans la rapidité de sa marche, ce défaut d'unité dans quelques-unes de ses manifestations, cette variété dans les dispositions du sujet chez lequel elle se développe, nous amènent naturellement à rechercher quelle peut être son point de départ. Une fois cette origine connue, nous en pourrons tirer quelque notion sur sa marche, sa gravité, et surtout sur le traitement que nous aurons à lui opposer.

XXXIV. L'asthénie, a dit Brashet (1), n'est qu'un symptôme; donc elle ne peut être primitive. A en croire cet écrivain, l'état asthénique devrait disparaître de la nosologie et ne figurer que comme un appendice aux lésions des viscères et des centres cérébro-rachidiens et ganglionnaires. Tout en abandonnant les théories qui montrent l'asthénie comme une entité morbide toujours indépendante des maladies qu'elle vient aggraver et compliquer, nous croyons que la proposition du médecin de Lyon, vraie en elle-même, offrirait parfois de grandes difficultés pratiques pour remonter à la source de l'asthénie. Cet état, quoiqu'il ne soit jamais idiopathique, peut cependant recevoir le nom de *primitif*, lorsqu'il est l'unique représentation d'une maladie dont l'essence est inconnue et dont il crée toute la gravité. Dans de telles circonstances, le praticien est réduit au tâtonnement et à la médecine des symptômes; il ne voit que l'asthénie qui prend son origine dans des modifications de texture organique qui nous sont encore étrangères, dans des impressions diathésiques que nous ne pouvons saisir; elle manifeste seule la présence de l'agent morbide dans l'économie; en agissant sur les centres nerveux, en modifiant la nutrition interstitielle et l'hématose, elle prépare un terrain propice à son développement ultérieur rapide. Elle acquiert ainsi peu à peu des proportions telles que les moyens thérapeutiques deviennent impuissants à la combattre. C'est en vain qu'on cherche chez les sujets qui en sont victimes une lésion, un état pathologique qui puisse donner la clé des phénomènes qu'on observe; la pâleur, la flaccidité des muscles, l'appauvrissement du sang, le brisement des forces, démontrent l'asthénie, mais n'en révèlent point l'origine. La vie s'épuise, elle cesse par une sorte d'inanition, ou elle s'éteint sous l'influence d'une maladie intercurrente, insignifiante,

---

(1) *Mémoire cour. de la Société de méd. de Bordeaux*, 1829.

qui puise une gravité insolite dans les circonstances anormales de son développement.

C'est à ce genre d'asthénie qu'appartient la seconde observation que nous avons rapportée. La petite malade de la salle Sainte-Thérèse y succomba tout à coup après un séjour de quatre mois dans l'hôpital où la maintenait un état de faiblesse mal définie, qui l'enleva subitement sans qu'il y ait eu ni recrudescence, ni complication, ni accidents intercurrents qui aient accéléré ou qui aient fait prévoir l'approche de la mort.

Gardons-nous de confondre cette variété d'asthénie avec une autre espèce de débilité qu'on lui a parfois bien à tort assimilée. Je veux parler de cet affaiblissement général qui se manifeste dans quelques maladies graves dont il forme un caractère essentiel telles que les typhus, la grippe, etc. Cette débilité ne se borne point à une simple dépression des forces, elle pervertit les fonctions et leur imprime une modification spécifique, si bien qu'on a souvent pu désigner à bon droit ces maladies par l'épithète de *malignes*. La présence de ce dernier caractère, son union intime avec les autres symptômes de la maladie, et sa reproduction constante dans tous les cas de même nature, quel que soit le malade, quelles que soient les conditions extérieures, doivent nous faire classer cette altération des forces dans les maladies spécifiques qui n'ont aucune espèce de rapport avec l'asthénie dont je fais ici l'histoire.

XXXV. La seconde variété d'asthénie plus fréquente et d'origine moins obscure que la première est celle que je nommerais à la rigueur secondaire, en raison surtout de la facilité avec laquelle on remonte à sa source, et on en reconnaît la cause première.

Rarement générale à son début, cette asthénie provient ordinairement de l'altération d'une fonction bien localisée, d'où elle s'irradie et gagne tout l'organisme avec une rapidité et une intensité qui dépendent essentiellement de l'importance et de la nature de l'organe primitivement affecté. Les divers tissus diffèrent en effet beau-

coup au point de vue de leur puissance de réception des influences
étrangères, et de leur réaction sous l'influence de ces puissances.
C'est précisément cette diversité dans le degré d'impressionabilité
des divers éléments qui composent notre être, qui, négligée par
Brown, devint l'origine d'une des erreurs les plus graves qu'on
puisse reprocher à sa théorie. Pour ce pathologiste, l'asthénie étant
une, elle est par suite toujours identique dans toutes les circonstances où elle se développe ; elle doit se généraliser d'emblée dans
tout l'organisme, soit qu'elle ait d'abord agi uniquement sur un viscère, soit qu'elle ait frappé à la fois de prime abord toute l'économie.

Broussais, en détruisant les hypothèses de Brown, démontra l'impossibilité d'une exaltation et d'un abaissement général et uniforme des propriétés vitales, et prouva que le degré dans lequel
chaque partie du corps est soumise à ces variations dépend de sa
susceptibilité et de ses relations sympathiques et physiologiques avec
les autres parties primitivement affectées. De là ressortait l'explication naturelle des altérations fréquentes des grands systèmes digestifs, nerveux, respiratoires qui, s'accordent et ressentent le plus
souvent les influences des impressions extérieures ; non que leur
structure soit plus achevée et leur tissu d'une susceptibilité plus
exquise, mais parce qu'il sont unis entre eux par des relations tellement intimes, qu'il y a chez eux réaction sympathique rapide sous
l'influence des modifications qui siégent dans l'un d'eux.

Les organes que l'asthénie atteint le plus souvent au début doivent naturellement être ceux que l'importance et la généralité de
leurs fonctions exposent le plus souvent à l'influence des causes morbides. A ce titre, le système nerveux ganglionnaire, le système vasculaire, puis les systèmes de la digestion, de la respiration, les fonctions de sécrétion, et enfin le centre cérébro-spinal, auquel viennent
aboutir par des voies plus ou moins directes les impressions per-
çues par nos divers organes, nous offrent des exemples d'asthénies
bien caractérisée. Il est rare toutefois de voir l'affaiblissement reste
longtemps localisé dans un de ces appareils ; il gagne rapidement les

autres parties de l'organisme en raison de leur subordination d'action. Elle revêt alors un caractère général et uniforme qui ne permet plus de distinguer son point de départ. L'organe primitivement atteint reste méconnu, à moins que des signes pathognomoniques propres à sa lésion ne fassent reconnaître son état anormal ; l'asthénie devenue dominante modifie la marche de la maladie, lui imprime une allure nouvelle, altère ses caractères propres. Le médecin, préoccupé de la maladie principale, cherche uniquement à combattre la lésion de l'organe malade ; pendant ce temps, l'asthénie progresse ; bientôt elle occupe à elle seule la scène morbide, si bien qu'au moment où l'affection qui l'a engendrée touche à sa fin et qu'on se croit en droit d'annoncer une prochaine guerison ; le malade meurt tout à coup, s'affaisse, s'éteint sans cause apparente, et succombe ainsi à la complication, guéri de la maladie principale.

On déduit la preuve de ce que j'avance de notre première observation ( broncho-pneumonie chez une petite fille de la salle Saint-Paul ) aussi clairement qu'on a trouvé, dans l'histoire de la petite malade de la salle Sainte-Thérèse, la démonstration de notre première variété d'asthénie.

Cette enfant vigoureuse et bien portante est prise d'une broncho-pneumonie : de là réaction rapide sur les appareils circulatoire, nerveux et digestif ; diminution dans l'énergie et la régularité de leurs fonctions ; affaiblissement favorisé par le traitement ; affaissement rapide des forces vitales : amélioration de l'affection pulmonaire et aggravation simultanée de la débilité générale ; enfin mort par épuisement progressif de la malade. Cette mort n'est point un résultat immédiat de la broncho-pneumonie, mais elle reconnaît pour origine l'asthénie toujours croissante des grands appareils chargés d'entretenir la vie.

XXXVI. Cette cause d'asthénie une fois admise et démontée, il importe de rechercher les modes d'action de cette force perturbatrice, et ses points d'application. Sans tenir compte des subdivisions nombreuses, subdivisions établies par les anciens pathologistes, je les réduirai à trois :

Il peut exister une surexitation des principaux appareils, surexcitation suivie d'un collapsus de ces mêmes organes ; ce collapsus peut être porté assez loin, par suite des complications accessoires qui le favorisent ou de l'intensité de l'excitation qui l'a précédé, pour que l'organisme ne puisse reprendre le dessus, et que l'anesthésie paraisse avec ses caractères propres. C'est un fait parfaitement admis, et qui n'a nul besoin de nouvelles explications ; c'est une conséquence de la loi de réaction constante après l'impulsion.

Le second mode de production consiste dans l'excitation de certains organes qui agissent par sympathie sur d'autres appareils importants, et les entraînent dans l'asthénie. A l'état normal, chaque organe exerce une certaine action sur les autres organes avec lesquels il est en relation physiologique. A plus forte raison, cette influence doit-elle augmenter quand cet organe est irrité et placé sous l'influence d'une excitation insolite et morbide. Un système organique peut donc être frappé seul au début ; mais, en dépit de son isolement apparent, les phénomènes pathologiques n'acquièrent jamais une bien grande intensité, sans qu'un état morbide sympathique se manifeste bientôt dans les autres appareils. C'est là une conséquence inévitable de l'union intime des diverses parties qui composent le corps, de leur dépendance mutuelle et de leur connexité par l'intermédiaire des deux systèmes nerveux ganglionnaire et vasculaire. Ce n'est qu'une application de la loi des sympathies des divers organes entre eux. Ne voyons-nous point en effet, chez notre petite malade de la salle Saint-Paul, une lésion du poumon compromettre l'hématose et réagir à la fois sur l'axe cérébro-spinal, et sur le système ganglionnaire dont la perturbation n'a point tardé à modifier, puis à enrayer les différents actes de la nutrition interstitielle.

Le dernier mode de production de l'asthénie est la surexcitation d'un ou de plusieurs organes produisant simultanément la débilité dans le reste de l'économie, par une sorte de balancement de la puissance vitale, ou, pour mieux dire, de l'influx nerveux. Ce n'est pas d'aujourd'hui qu'on a décrit les accidents mortels qui accompagnent les douleurs violentes, et qu'on leur a donné le nom expressif d'*hémorrhagie nerveuse*. Une colique hépatique violente, une forte contusion du testicule, en agissant sur les nerfs ganglionnaires qui président à l'action de ces parties, peuvent en quelques instants user tout leur influx, et, avant qu'il se soit reproduit, amener une sorte de syncope plus grave peut-être que celle qui résulte de la lésion des nerfs rachidiens, puisque ceux-ci dirigent les fonctions de relation, tandis que les premiers entretiennent la plupart des fonctions organiques, dont l'intégrité est essentielle à l'entretien de la vie. Cet exemple, que je prends à titre de comparaison, nous montre que la lésion d'un organe important, en attirant sur lui, aux dépens du reste du corps, la majeure partie de l'excitation qui émane du système nerveux, peut occasionner l'asthénie des autres organes ; une fois qu'elle existe, elle suit sa marche, complique la maladie principale, et peut subsister, même après l'abolition de sa cause occasionnelle, par le fait de l'altération qu'elle a déjà fait subir aux organes.

XXXVII. Les diverses causes que nous venons d'énumérer produisent l'asthénie par leur action directe ou indirecte sur les centres nerveux. On comprend dès lors toute l'importance qu'il faut attacher à l'asthénie dans les maladies de l'enfance, pour peu qu'on se reporte aux considérations générales que nous avons émises sur le rôle prédominant du système nerveux à cette époque de la vie.

Chez l'enfant, dont les fonctions sont très-actives, dont le système nerveux est d'une impressionnabilité exquise, l'asthénie se produit avec une grande facilité, et acquiert une gravité qu'on ne rencontre que bien plus rarement dans l'âge adulte. Le système ganglionnaire est ordinairement le premier à s'affecter. Quel que soient l'origine de la maladie et le mode d'action de la cause morbide, les nerfs ganglionnaires réagissent sur la nutrition, les sécrétions et la circulation ; de la modification de ces fonctions résulte l'altération du centre cérébro - spinal, à l'entretien duquel leur intégrité était essentielle, et, comme conséquence immédiate, surgissent des troubles graves dans les organes de la vie de relation. C'est ainsi que nous voyons se développer toute la série des états pathologiques qui aboutissent à l'asthénie générale, états qui procèdent alternativement des appareils ganglionnaire et cérébral, et qui trouvent dans le système nerveux un lien qui les unit toujours intimement.

XXXVIII. Il existe plusieurs états morbides qui peuvent simuler l'asthénie telle que je l'ai entendue jusqu'ici, et que je dois distinguer en raison de leurs conséquences différentes pour le pronostic et pour le traitement.

Je placerai en première ligne la débilité maligne, dont j'ai déjà parlé à la fin du § XXXIV. Cet affaissement caractéristique de quelques états fébriles graves fait partie constituante de la maladie ; il en forme un des symptômes constants, et doit entrer en ligne de compte dans les probabilités du pronostic et les indications du traitement. Du à l'intoxication du sang, à la prostration qui résulte de l'action de ce liquide vicié sur les éléments nerveux, enfin à l'altération nutritive qu'apporte ce même sang ainsi modifié dans les tissus qui forment nos organes, il doit rentrer dans la classe des maladies par intoxication, dont la marche et le traitement n'offrent aucune considération spéciale à notre sujet.

Il est une autre classe de maladies que l'on doit rapprocher de la précédente, dans laquelle la débilité existe d'une façon constante, quoique à un degré moins prononcé : ce sont les maladies catarrhales, qui forment un groupe morbide distinct et bien caractérisé ; avec une lésion anatomique fort légère, on voit le pouls s'affaiblir, devenir vide et petit, les forces se résoudre, le malade tomber dans l'adynamie, et apparaître les caractères de l'asthénie. Ces symptômes sont inhérents à l'élément catarrhal, et ne doivent point figurer dans l'histoire de l'asthénie vraie.

L'asthénie peut encore être simulée par un ensemble de symptômes qui sont la manifestation d'un état morbide diamétralement opposé. C'est cet état qu'on a désigné sous le nom d'*oppression des forces.* Celles-ci, en apparence résolues, prostrées, subsistent encore ; le malade, qui paraît plongé dans l'adynamie, retrouve tout à coup une nouvelle énergie, pour peu qu'il survienne une modification dans l'état de quelques-unes des fonctions, notamment dans les sécrétions, ou quelque perturbation dans la circulation. Dans ces cas, liés généralement à l'inflammation de quelque organe, il y a oppression réelle et non disparition des forces. Cette distinction est essentielle pour le traitement, puisqu'elle conduit rationnellement à deux thérapeutiques opposées, et ce sont les erreurs de diagnostics, commises aux dépens des malades de cette catégorie, qui ont fait dire à Baglivi (1) : « Abusus accusandi fictam quamdam in morbis maligni- « tatem medicis frequenter imponet ; errores hinc in methodo cura- « tivo comittant per quos morbus graviter exacerbatur. Malignitatem « medicamentis calefacientibus aggrediuntur, quibus non solum non « submovetur, sed viscerum inflammatio magis et magis augetur. »

XXXIX. Tous ces points de l'histoire de l'asthénie, que j'ai consignés aussi brièvement que possible, semblent peut-être en dehors de mon sujet, et n'avoir que faire avec l'histoire des morts subites, que j'ai entreprise dans ce travail. Qu'on se détrompe toutefois. Pour le médecin, ai-je dit, l'essentiel est de porter un diagnostic précis et un pronostic exact, afin de ne point se laisser tromper par la marche de la maladie et surprendre par des accidents inattendus. Pour arriver à ces deux résultats, les notions que j'ai rappelées

---

(1) *Opera omnia,* t. II, p. 220.

sont toutes indispensables ; bien plus , ce n'est que grâce à elles qu'on peut établir un traitement raisonné et diminuer le nombre des victimes de ces funestes complications. C'est dans ces cas en effet qu'on peut dire avec le médecin de Chos : *Qui sufficit ad cognoscendum , sufficit quoque ad curandum.*

Laissant de côté la thérapeutique spéciale des affections malignes, des maladies catarrhales avec fausse asthénie, des affections accompagnées d'oppression des forces, je ferai remarquer que l'asthénie vraie , une fois développée, est un état toujours identique avec lui-même, qui ne diffère dans les différentes variétés que par la diversité de son origine, la rapidité de sa marche, et les modifications apparentes qu'elle reçoit de la maladie qui l'a engendrée ou qu'elle est venue compliquer. C'est donc au même ordre d'agents qu'on doit demander la médication de ses différentes formes, tout en modifiant suivant les circonstances leur mode d'application.

Quand l'asthénie n'est liée à aucune altération viscérale apparente, quand elle provient d'une réunion de causes dont l'action prolongée a profondément altérée la santé du sujet, quand elle est liée à quelqu'une de ces diathèses qui se développent si facilement dans l'enfant, soit qu'il en ait apporté le germe en naissant, soit qu'il le doive à sa mauvaise hygiène et à des circonstances extérieures, le premier soin du médecin doit être de chercher à faire disparaître ces causes, à modifier fortement le genre de vie de son malade par des changements de résidence, une nourriture appropriée, des exercices proportionnés à ses forces, en un mot bien plus par les moyens hygiéniques que par un traitement médicamenteux. Si on en excepte la syphilis congénitale qui peut être une cause réelle de débilité grave dans le traitement de laquelle les agents spécifiques doivent tenir une place importante, l'hygiène bien entendue est le principal moyen de combattre l'asthénie croissante des jeunes enfants. L'iode sous toutes ses formes, les huiles médicamenteuses, les vins chargés de substances amères ou toniques , utiles lorsque se sont montrées des manifestations scrofuleuses ou toute autre preuve d'une altération particulière de l'économie, deviennent nuisibles dans les asthénies franches. L'entretien des fonctions plastiques est l'indication première qui domine toutes les autres, aussi doit-on éviter avec soin tous les moyens thérapeutiques qui pourraient fatiguer le tube gastro-intestinal, occasionner la diarrhée à laquelle les enfants débilités ne sont déjà que trop enclins, irriter la muqueuse gastrique et diminuer l'appétence pour les aliments. C'est surtout à l'hygiène qu'il faut recourir; un régime dans lequel les matières animales figureront pour une large part, des boissons vineuses légèrement stimulantes, un sommeil suffisant, mais qu'il faut se garder de prolonger à l'excès, le séjour au grand air, l'habitation dans un lieu clair et où l'enfant puisse être facilement exposé à l'insolation ; les exercices un peu forcés si l'âge le permet, la marche, la course, la gymnastique; plus tard (et à une époque où les parents craignent à tort l'exagération des fatigues pour l'enfant, qu'ils supposent trop jeune encore pour les supporter), on conseillera, malgré leurs répugnances, la natation, l'escrime, l'équitation, enfin les révulsifs et les excitants généraux extérieurs, parmi lesquels les pratiques hydrothérapiques doivent tenir la première place. J'ai vu plus d'une fois, à la consultation de l'hôpital des Enfants, prescrire avec succès, à des malades encore tout jeunes, des bains salés, des affusions et des douches froides, dont on proportionnait la durée et la puissance de projection à la force de réaction et au développement du sujet. L'ensemble de ces moyens échoue rarement, et j'ai la conviction que les cas nombreux d'asthénie que fournit la pratique des hôpitaux céderaient tôt ou tard si à la médication pharmaceutique qui, supportée pendant quelques jours, finit bientôt par altérer les fonctions digestives, on pouvait substituer les moyens que je viens d'énumérer. Les toniques, les stimulants, les analeptiques, et tous autres médicaments qu'il est d'usage d'employer en semblable occurrence, n'ont d'autre but que d'exciter momentanément les fonctions d'absorption digestive et de nutrition, et de remplacer pendant un certain temps, à l'aide de cette excitation anormale, l'énergie fonctionnelle qui fait défaut. Mais il arrive rapidement une époque où la puissance de ces agents s'use, où leur action s'éteint. Les organes digestifs, privés dès lors de leur stimulation artificielle, tombent dans une inertie d'autant plus grande que l'économie était depuis longtemps affaiblie, et que la force dont elle semblait jouir sous l'influence du traitement tonique était uniquement factice.

Les médications tonique et analeptique, qui ne sont, à vrai dire, que des médications stimulantes dont l'activité est augmentée et l'action prolongée, conviennent donc pour créer une excitation passagère, mais elles doivent échouer fatalement quand il s'agit, par leur seule puissance, et indépendamment de l'hygiène, de modifier une constitution qui s'affaiblit de plus en plus, et de faire disparaître une asthénie profonde. Si au lieu de soumettre la petite fille qui fait le sujet de notre 2ᵉ observation à la médication tonique, tout en la laissant séjourner quatre mois dans une salle privée de l'insolation, au milieu de trente et quelques compagnes, presque continuellement couchée, exposée aux influences délétères qui règnent dans un service d'hôpital, en la maintenant au régime auquel sont nécessairement soumis tous les malades, on eût pu la placer à l'extérieur et lui procurer les moyens d'excitation appropriés à son âge et à son état, il est bien probable que l'organisme aurait repris le dessus et que la guérison se serait effectuée.

Le traitement de l'asthénie, qui provient d'une lésion locale et que nous avons rangée dans notre deuxième catégorie, diffère du précédent à quelques points de vue, en raison des conditions spéciales offertes par le malade. Une lésion aiguë d'un viscère important, soit une pneumonie, par exemple, se développe; bientôt sous la double influence de la maladie organique et du traitement employé pour la combattre il survient un trouble des principales fonctions qui aboutit à l'asthénie par le mécanisme que j'ai décrit ailleurs. Placé entre l'alternative de voir le mal s'accroître et menacer l'enfant s'il n'emploie pas une médication suffisamment active, et d'ac-

célérer la marche de l'asthénie si sa thérapeutique est trop énergique, le médecin se trouve entre deux dangers, presque sûr de périr
dans l'un s'il veut éviter l'autre. En ce cas, comme dans tant d'autres,
il faut avant tout aviser au plus pressé, c'est-à-dire combattre la lésion par les moyens habituellement employés contre elle, mais en
cherchant autant qu'on le peut à combiner les moyens d'action, de
manière à affaiblir le malade aussi peu que possible. C'est ainsi,
pour n'en citer qu'un exemple, que les médecins de l'hôpital des
Enfants ont remplacé presque unanimement le tartre stibié à dose
vomitive par l'ipéca, qui produit un effet vomitif analogue et n'offre
en aucune manière la propriété hyposthénisante et débilitante des
préparations d'antimoine. Aujourd'hui que les abus de la doctrine
physiologique ont presque entièrement disparu, il est bien peu de
circonstances où l'on mette les enfants à une diète absolue ; quelque
soit l'état du sujet, on administre des bouillons, des boissons faiblement nutritives. On diminue ainsi cette débilité excessive qui succède aux accidents fébriles, on évite, en partie du moins, l'anorexie
complète et presque toujours fatale qui manque rarement de se produire chez les petits malades soumis à une diète prolongée. Plus
tard, dès que commence la convalescence, l'alimentation et l'hygiène
devront passer en première ligne. Si j'insiste autant sur ces deux
points, c'est que chez les malades où l'asthénie se déclare dans le
cours ou à la suite d'une maladie viscérale, l'indolence des organes
digestifs est un des premiers symptômes, l'anorexie presque com-
stante et le refus d'aliments une des principales causes du développement rapide de l'asthénie. Enfin, à une période plus avancée, une
fois la convalescence achevée et la lésion organique disparue, l'emploi suffisamment prolongé des moyens hygiéniques analogues à
ceux que j'ai déjà signalés suffira pour faire disparaître toute
trace d'asthénie.

# CHAPITRE III.

## Convulsions.

***

## SECTION I<sup>RE</sup>.

### DIVISION ET PRONOSTIC DES CONVULSIONS DANS L'ENFANCE.

XL. En abordant un sujet aussi compliqué et dont l'étude a déjà servi de thème à tant de travaux de toute sorte, nous avons dû nous rendre compte des idées émises par les principaux écrivains, et des conclusions qu'ils en ont tirées. Beaucoup de dissertations sur la nature des convulsions, une infinité de thèses sur leur mode de production, sur leur évolution, sur leurs causes prochaines, variant suivant l'esprit qui dominait dans les écoles aux diverses époques, de nombreuses descriptions d'attaques convulsives envisagées séparément ou en ne tenant qu'un compte inexact de leur étiologie et des circonstances qui affaiblissaient ou augmentaient la gravité de leur pronostic, une thérapeutique empirique ou basée sur les principes de la doctrine régnante; tel est le résumé des travaux qui traitent des convulsions jusque dans ces dernières années. Ce n'est que depuis que l'anatomie pathologique des solides et des liquides de l'économie a remplacé les théories préconçues, qu'on a commencé à apprécier les faits à leur juste valeur, à les diviser en classes plus naturelles, à les rapprocher et les comparer et à en tirer des conclusions pratiques importantes.

La convulsion est un phénomène tellement connu que je n'en donnerai point de définition ; celle-ci, nécessaire quand on veut spécifier une maladie, isoler un état morbide des états voisins, devient inutile quand on se borne à prendre le phénomène convulsif, quel qu'il soit et où qu'il soit, pour envisager son pronostic et rechercher les cas où il peut constituer tout à coup par lui-même un danger sérieux. Se rattachant à des causes aussi nombreuses que variées, liée aux affections les plus opposées, symptomatique d'altérations anatomiques essentiellement différentes, la convulsion indique d'une façon générale un état d'être pathologique du système nerveux ; aussi, lors même qu'elle reste bénigne, inspire-t-elle des craintes fondées, parce que sa gravité peut apparaître tout à coup, soit par la simple exagération et la généralisation des phénomènes convulsifs qui entravent l'accomplissement des fonctions nécessaires à la vie, soit parce qu'elle nous révèle par sa marche, sa forme, ou par quelque caractère spécial, la présence d'une altération des centres nerveux, incompatible avec l'existence.

La convulsion, telle que je l'envisage, est donc toujours symptomatique, en prenant cette expression dans son sens le plus large. Les divisions aujourd'hui en vigueur de la convulsion en idiopathique, sympathique et symptomatique, me semblent être bien plutôt les trois variétés d'une même maladie que trois espèces morbides distinctes telles qu'on a voulu les établir. Il n'y a point d'effet sans causes, de symptômes sans lésion, de modifications dans l'accomplissement des fonctions sans altération dans l'organe. Comment admettre dès lors que la convulsion ferait exception à cette loi générale, et qu'une déviation et une excitation aussi étranges et aussi désordonnées des propriétés du système musculaire se produiraient par elles-mêmes et sans l'intervention d'une cause étrangère? J'irai plus loin : peut-on même supposer qu'une modification toujours identique et si caractérisée des actes physiologiques, modification qui ne diffère d'un cas à l'autre que par son intensité, sa continuité et le nombre des parties affectées, reconnaisse plusieurs variétés de causes premières? De l'identité constante des effets, on doit conclure à l'identité constante de la cause; aussi la convulsion paraît-elle provenir toujours d'une excitation du système nerveux, d'une perturbation apportée à la sécrétion et à la distribution normale de son influx, modification dont on ignore jusqu'ici la nature intime, mais dont on connaît plus ou moins la cause immédiate. Ce n'est que dans la nature et le mode d'action de cette cause, dans la diversité de ses points d'application, dans l'étendue des connaissances que nous possédons sur elle, qu'il faut chercher une division rationnelle des convulsions.

Lorsqu'on peut la rapporter à la présence d'une tumeur cérébrale, d'une congestion, d'une inflammation intra-crânienne ou intra-rachidienne, ou à toute autre lésion dont de nature peut influer directement sur l'équilibre des organs soumis au système nerveux central, nous lui donnons le nom de *symptomatique*.

Quand, au contraire, la modification porte sur des extrémités nerveuses éloignées, qu'il semble n'y avoir aucun rapport intime entre la cause qui a provoqué le convulsion et le système nerveux central, on lui a donné la dénomination de *sympathique*. C'est ainsi que dans le cours d'une dentition difficile les extrémités du nerf maxillaire, qu'au début d'une péritonite, d'une pneumonie ou d'une entérite les extrémités du pneumogastrique et du grand sympathique sont vivement et péniblement excitées: la convulsion qui survient alors est l'analogue du mouvement involontaire qui suit une impression ressentie dans une autre partie du corps. Ce sont là deux phénomènes du même ordre, et qui ne diffèrent que par leur intensité.

Enfin, la troisième classe comprend les convulsions idiopathiques, dont on n'a point encore reconnu la cause. Mais de ce que cette cause a jusqu'ici échappé aux investigations, on n'en acquiert nullement le droit de conclure à sa non-existence, surtout quand cette négation conduit à la singulière opinion qu'un effet pourrait se produire sans cause. Cette dernière classe de phénomènes tend du reste à diminuer chaque jour.

La convulsion, en résumé, n'est donc que le symptôme d'une

modification particulière et inçonnue des centres nerveux qui découle elle-même de causes premières si diverses, qu'elles suffisent pour former et remplir les deux premiers groupes que nous avons signalés, à savoir ceux des convulsions symptomatiques et sympathiques.

L'importance de la cause première ne saurait être mise en doute, puisqu'elle suscite la modification nerveuse dont résultent les accidents, modification parfois si profonde que la mort peut en résulter. D'un autre côté, les convulsions, en raison des conditions qui favorisent leur développement chez certains sujets, acquièrent par fois une intensité disproportionnée avec l'importance de leur cause. Elles peuvent alors entraver des fonctions importantes, et amener la mort par le seul fait de leur généralisation ou de leur énergie. De là, pour celui qui veut étudier la valeur pronostique des convulsions et les terminaisons funestes et souvent imprévues auxquelles elles aboutissent, il résulte un point de vue que je vais envisager alternativement. Il s'agit d'abord de connaître les dangers et les conditions générales, inhérentes à toute convulsion prise en elle-même et en dehors de ces causes ; puis d'étudier les différentes formes de convulsions (éclampsie, laryngisme, etc.), dont la gravité diffère, et qui nous révèlent les lésions anatomiques passagères ou persistantes dont elles sont la manifestation.

XLI. Appelé auprès d'un enfant en proie à des convulsions, le médecin n'a guère les moyens de s'édifier sur l'histoire de la maladie et de débrouiller sa véritable cause. Ce n'est que plus tard, si les phénomènes s'améliorent, et si la rapidité de la terminaison lui en laisse le loisir, qu'il pourra remonter à l'origine des accidents et porter sur l'état du petit malade un pronostic raisonné. Il lui faut donc tout d'abord aller au plus pressé, et se contenter d'apprécier la gravité immédiate de l'accès convulsif d'après sa forme et ses caractères, sans songer à son étiologie ni à sa nature.

La mort subite dans les convulsions, a dit Brachet (1), provient de deux manières : ou bien elle commence par l'encéphale : cet organe trop vivement surexcité cesse d'agir ; la respiration n'a plus lieu, la mort est certaine ; ou bien elle commence par les poumons, la respiration gênée par la contraction des muscles respiratoires est irrégulière et insuffisante ; enfin une contraction peut occasionner une suffocation subite assez prolongée pour ne plus permettre le retour à la vie. Voyons maintenant en quoi ces notions de physiologie importent à notre pronostic.

XLII. La convulsion peut être tonique ou clonique, occuper les muscles internes du tronc ou les muscles des membres. Tant que les mouvements convulsifs sont limités aux muscles des membres, du cou ou de la face, les accidents revêtent un aspect effrayant pour le spectateur, mais peu inquiétant pour le médecin. Quand au contraire les muscles internes sont soustraits dans leur contraction à l'empire de la volonté, il résulte de cet état, malgré sa bénignité apparente, un danger prochain : l'asphyxie est imminente pour peu qu'il se prolonge. Son mécanisme diffère suivant que la contraction des muscles est tonique ou clonique, mais, pour être un peu retardée, elle n'en est pas moins inévitable.

La convulsion du diaphragme, peut-être même celle des muscles thoraciques, respirateurs entraîne rapidement une perturbation excessive dans les mouvements respiratoires, puis un trouble consécutif de l'hématose et la mort ; l'enfant succombe malgré quelques respirations limitées, spasmodiques, totalement insuffisantes pour entretenir l'oxygénation du sang ; c'est un phénomène, sauf le siége de l'obstacle, totalement analogue à celui du spasme glottique.

La convulsion tonique tue plus rapidement encore. En siégeant

---

(1) Mém. cité.

sur les muscles inspirateurs, elle immobilise le thorax ; en occupant les muscles de la glotte, elle obstrue ce canal et s'oppose à l'entrée de l'air dans les poumons ; la suffocation est d'autant plus prompte qu'il n'y a point, comme dans le cas précédent, une série d'inspirations avortées qui suffisent pour entretenir la vie pendant quelque temps. La mort vraiment subite, la mort instantanée, est donc celle qui provient du spasme des muscles internes ; elle est sans prodromes, elle survient à l'improviste, puisque souvent le spasme n'est qu'un phénomène de début, qui précède la convulsion clinique. La mort résulte de l'exagération du premier stade de la crise nerveuse, et n'est précédée d'aucun signe prémonitoire.

Il est enfin une sorte d'asphyxie qui enlève le malade plus lentement que la précédente, mais qui n'en mérite pas moins de figurer parmi le résultats immédiats de la convulsion. Lorsque des accès toniques ou cloniques se sont prolongés pendant un espace de temps suffisant pour gêner l'hématose, le sang, non suffisamment revivifié, produit sur toute l'économie les premiers effets de l'asphyxie ; si la respiration se rétablit rapidement, tout rentre dans l'ordre habituel ; si au contraire elle se prolonge assez pour que l'action tonique du sang se ralentisse sur toute l'économie, il en résulte un affaiblissement, une débilité extrême de l'organisme, et une impuissance de réaction telle que les fonctions ne peuvent se rétablir dans leur intégrité, que le malade s'affaisse, et que la mort succède au bout de quelques heures à un demi-coma qui en impose souvent aux gens qui entourent le petit malade par un sommeil réparateur. Cette terminaison mérite de fixer l'attention parce qu'elle survient au moment où tout danger semble avoir disparu, et à une époque où la crainte ne paraît plus permise.

Si j'avais donc à résumer en quelques mots la manière dont l'enfant succombe dans les trois cas que je viens de rappeler, je comparerais l'asphyxie de la convulsion clonique à celle du noyé, qui fait bon nombre d'inspirations tumultueuses et entre coupées avant de disparaître complétement l'asphyxie du spasme au contraire est subite-

comme celle de la strangulation par pendaison. Enfin la mort dans le coma après une demi-asphyxie est en tout point analogue à celle des noyés ou des pendus, qu'on soustrait à la cause d'asphyxie avant que la vie soit totalement éteinte, mais qui succombent peu à peu, faute de soins énergiques, aux troubles produits dans leur organisme par un début d'asphyxie.

Un quatrième genre de mort par les convulsions sur lequel s'élèvent quelques doutes est la syncope. Signalée par M. Duclos (1), par M. Ozanam (2), elle est assez difficile à admettre en tant que cause unique de la mort. Peut-être peut-elle résulter d'une congestion suffisante pour priver l'encéphale de ses propriétés actives, quoiqu'il ne soit guère d'usage de considérer la turgescence vasculaire et l'accès exagéré du sang dans les organes crâniens comme une cause de syncope ; peut-être admettrait-on avec plus de raison la cessation spontanée des fonctions cérébrales, sorte de stupeur des centres nerveux rapidement suivie de l'arrêt du cœur et de la circulation. En tout cas, c'est là un fait encore obscur et que je ne saurais en rien élucider.

XLIII. Cet exposé du mode de production de la mort, dans le cours des convulsions, nous conduit naturellement à diviser ces manifestations symptomatiques en groupes distincts; cette classification, dont toute la valeur repose pour le praticien sur l'appréciation de la gravité du pronostic, doit donc porter à la fois sur le siége, les formes, la durée, la marche des convulsions, en un mot, sur les principaux caractères qui augmentent ou diminuent le danger.

C'est pour me conformer à cette indication que, me basant sur la forme et sur le siége, j'admets dans les convulsions une première division essentiellement pratique et d'une grande importance pour

---

(1) Thèse citée.
(2) Mém. cité.

le pronostic immédiat de l'attaque, c'est le groupement des convulsions en externes et en internes.

Les convulsions externes siégent sur tous les muscles des membres du tronc, du cou et de la face ; elles produisent des mouvements désordonnés ou bien une roideur extrême de toutes les parties qu'elles envahissent. Effrayantes par la distension des traits, par les contorsions et les mouvements bizarres qu'elles impriment à leurs victimes, elles frappent l'imagination des gens qui entourent le malade, mais n'ont, par le fait, qu'une médiocre gravité. La convulsion interne, au contraire, ne se manifeste que par quelques mouvements spasmodiques, des efforts exagérés et infructueux d'inspiration auxquels se joignent l'immobilité du tronc et la disparition du creux épigastrique dans les spasmes du diaphragme, ou bien la dépression profonde et les mouvements convulsifs de ce même creux indice des contractions inspiratrices violentes du diaphragme [qui cherchent à vaincre le spasme des muscles laryngiens. L'anxiété augmente, l'asphyxie se prononce de plus en plus, la mort survient enfin, et le malade succombe avant qu'on ait pu tenter d'apporter aucun remède à ses souffrances. Cette convulsion, dont l'issue est si rapide, a été étudiée avec soin par M. Duclos (1), qui en a décrit quatre variétés distinctes. Je crois inutile de multiplier ainsi les formes d'une même maladie, alors qu'elles ont toutes un même caractère essentiel et dominant, le seul, à vrai dire, qui nécessite l'attention constante du médecin, à savoir, l'imminence de l'asphyxie. Que cette asphyxie résulte d'un spasme des muscles de la glotte, d'une contraction tonique permanente ou de contractions cloniques irrégulières du diaphragme, ses caractères généraux seront toujours les mêmes. Aux signes inhérents à la suffocation se joindront quelques phénomènes spéciaux, suivant la nature de l'obstacle à la pénétration de l'air, et c'est dans l'examen du creux épigastrique, dans

______

(1) Thèse citée.

son immobilité et sa tension ou son énergique dépression qu'il faut chercher à reconnaître la nature et le siége de cet obstacle.

Dans les convulsions externes, ce sont les lésions cérébrales, dans les convulsions internes, les troubles de la respiration qui tuent le malade. Il est bien rare de voir les grandes convulsions qui siégent sur la face et les membres se propager aux muscles internes. En effet, si on en excepte quelques névroses de nature spéciale, telles que la rage, le tétanos, etc., les attaques les plus violentes d'épilepsie, d'hystérie, d'éclampsie, etc., se limitent aux muscles extérieurs, et ne compromettent la vie que par les modifications de la circulation qu'elles provoquent dans les centres nerveux. Par contre, les spasmes, tels que celui des muscles laryngiens, surviennent sans agitation, sans phénomènes extérieurs alarmants, et enlèvent tout à coup le malade par asphyxie.

Ce n'est donc point par l'intensité extérieure, la violence des mouvements, ce que j'appellerai volontiers la mise en scène, que le médecin appelé auprès d'un jeune enfant saisi d'une convulsion soudaine doit porter son pronostic. Il est bien rare, en effet, que la convulsion qui siége sur les muscles externes soit assez intense pour immobiliser le thorax, qu'elle se communique aux muscles internes, ou qu'elle congestionne l'encéphale suffisamment pour enlever tout à coup l'enfant. De tels accidents arrivent cependant, mais leur fréquence est bien moindre que celle des asphyxies par convulsion des muscles internes, asphyxie inévitable pour peu que les phénomènes convulsifs se prolongent quelques instants. De cette différence découlent toutes les variétés du pronostic qui parcourent tous les degrés de la gravité, depuis la certitude de la guérison jusqu'à l'assurance d'une mort immédiate.


XLIV. La durée des convulsions est donc, après leur siége, le second et le plus important des éléments sur lesquels doit se baser leur classification au point de vue du pronostic ; elles peuvent être continues ou intermittentes. La convulsion interne, pour peu qu'elle

se prolonge pendant quelques instants, a nécessairement une terminaison fatale, aussi ne peut-on, à vrai dire, lui appliquer le
terme de continue, qui suppose la persistance des accidents durant
un temps assez long. Ici toutefois nous devons spécifier la valeur
de ce mot, et ne point en faire l'expression d'un état convulsif
composé de plusieurs accès se rattachant à la même cause, et séparés les uns des autres par un repos souvent très-court, mais
dans lequel cependant il y a une disparition complète des manifestations pathologiques. Pour nous, ce sont là des convulsions
intermittentes, dans lesquelles le malade a pu reprendre, pendant les
quelques instants de sédation, partiellement au moins, son équilibre
troublé par la crise précédente. La convulsion continue est celle qui
ne laisse aucune rémission entre les paroxysmes ; ceux-ci se suivent
sans interruption, sont en quelque sorte subintrants, si bien que le
sujet, encore agité des dernières secousses d'une convulsion, est
saisi par les accidents de début d'un nouvel accès. Ainsi envisagée,
la convulsion ne peut offrir une aussi longue durée que la lui ont
attribuée plusieurs écrivains, qui ont à tort désigné sous le nom de
*continues* des manifestations intermittentes, à paroxysmes rappro-
chés, et qui offrent au contraire le caractère essentiel de l'intermittence, à savoir, de donner au sujet, entre chaque attaque,
un instant de repos très-court mais suffisant cependant pour permettre à la circulation de se rétablir et aux effets de la crise
précédente de disparaître. Les convulsions continues, telles que je
les définis ici, sont beaucoup moins fréquentes que les convulsions
intermittentes ; cependant elles existent, et leur pronostic est toujours des plus graves. Leur prolongation entraîne nécessairement la
mort ; les centres nerveux se congestionnent sans pouvoir se dé-
gager, la circulation devient irrégulière et gênée, la respiration
s'embarrasse, et si la mort ne survient point pendant le cours même
de l'accès, elle est la conséquence très-rapprochée des désordres et
de la perturbation issus de la convulsion. J'adopte donc, au point de
vue du pronostic, la division pratique des convulsions en continues

et intermittentes, malgré les objections de MM. Rilliet et Barthez (1).
Si donc l'attaque est franchement intermittente, si même elle est
d'abord presque continue, mais cependant avec quelques rémit-
tences qui tendent à se prolonger et à se multiplier, le pronostic, en
thèse générale, est favorable; si au contraire ces temps d'arrêt diminuent et que les crises deviennent continues, si, à plus forte raison, l'accès est continu d'emblée, la mort ne peut tarder.

XLV. Tout ce que je viens de dire des convulsions, également vrai
pour tous les accès, quelle que soit leur origine, permet au médecin, mis en présence d'un de ces accidents, de porter un pronostic
immédiat, sans reconnaître la maladie ou la lésion dont la convulsion
est le symptôme. Mais il est un certain nombre d'entre elles qui ont
une forme, une marche, des caractères assez spéciaux pour révéler
leur origine et leur nature dès le premier examen. Il suffit dès lors
de connaître l'histoire nosographique de la maladie, pour établir
sciemment le pronostic : ce sont ces variétés que je vais actuellement examiner.

Je rappelle pour mémoire les convulsions symptomatiques de
quelques affections de l'encéphale dans lesquelles l'altération des
mouvements et l'excitation musculaire alternent avec le coma et
d'autres états pathologiques, qui ne sont que les symptômes de
maladies connues.

Il est une autre variété de convulsions liées à divers états pathologiques, et que rien, au premier abord, n'y semble rattacher. Les
accidents de ce genre qui existent au début des fièvres éruptives au
commencement des pneumonies, des péritonites, à la première période de la grippe, de la coqueluche, accidents dont la nature, à l'o-
rigine, a été diversement interprétée, occasionnent souvent des
craintes fondées par leur apparition soudaine et leur énergie. En
thèse générale, il sont beaucoup moins graves que les convulsions

---

(1) *Maladies des enfants*, t. II, p. 46.

qui surgissent tout à coup à une période avancée ou à la fin de ces mêmes affections, et dont les dangers sont masqués par une bénignité apparente, jusqu'au jour où éclatent les phénomènes les plus redoutables. Cette différence de pronostic entre les convulsions initiales des maladies et les terminales n'a point reçu d'explication de la part des auteurs qui l'ont notée. Il nous semble cependant assez aisé de s'en rendre compte : au début des maladies, le système nerveux central réagit d'une façon exagérée sous l'influence des excitations que lui transmet l'organe malade en irritant les terminaisons des nerfs comprises dans son tissu. C'est une cause d'action passagère, locale, et qui ne doit, à moins de lésion locale, considérable, influer que faiblement sur l'encéphale. De plus, le délire et la convulsion proviennent de l'excitation que reçoit la pulpe nerveuse saine, non encore debilitée, sous l'influence du sang dont les propriétés et la composition sont encore peu modifiées, et la circulation n'est encore troublée par le mouvement fébrile inhérent au début de toute maladie aiguë.

Quant, au contraire, le sujet a subi une longue maladie , que le système nerveux est à la fois débilité et surexcité, que le sang appauvri est insuffisant pour entretenir intactes ses fonctions et maintenir son action dans les limites normales, que, de plus, le sang est chargé, comme on l'a démontré dans quelques cas, de principes délétères, qu'enfin toute l'économie, fatiguée et sans force de résistance, est près de s'affaisser sous toutes les influences étrangères, on comprend alors que les convulsions acquièrent une gravité inusitée, et que l'ensemble de ces conditions, si favorables au développement des troubles nerveux, excite au lieu d'entraver la réaction cérébrale.

XLVI. C'est donc moins l'intensité de la convulsion que son siége, son époque d'apparition, les conditions au milieu desquelles elle nait, qu'il nous faut peser pour porter son pronostic, et obligé que je suis d'en faire deux groupes, l'un bénin, l'autre redoutable, je rangerai d'un côté les convulsions internes, continues et terminales, qui impliquent toujours un danger prochain, et de l'autre, les convulsions externes, intermittentes et initiales, dont le pronostic, ordinairement léger, n'acquiert de gravité que peu à peu et par l'adjonction d'une des variétés du groupe précédent.

Toutefois il est des cas où le pronostic s'aggrave en vertu de quelques circonstances particulières dont doit tenir compte le médecin.

Il est des faits assez nombreux qui prouvent l'hérédité des convulsions dans certaines familles, et, par la marche qu'elles ont suivie, on doit présumer de la marche qu'elle suivront dans la circonstance présente. C'est ainsi que nous trouvons dans la thèse de M. Duclos(1 )quelques exemples empruntés à divers auteurs, parmi lesquels nous en rappelons deux, assez remarquables pour servir de types :

Dans l'un, il s'agit d'une famille dont la mère éclamptique eut dix enfants d'apparence bien constitués. Sept d'entre eux succombèrent dans l'enfance à des convulsions brusques dont rien n'avait annoncé ni le début ni la gravité. Les trois autres enfants survécurent, malgré les nombreuses attaques auxquelles ils ne cessèrent jamais d'être soumis.

Par contre, nous trouvons l'exemple d'une autre famille dont les enfants tous éclamptiques, frappés de convulsions externes d'une violence extrême, succombèrent tous à ces accidents à l'àge adulte.

Il n'est nul besoin de commenter de tels faits, qui prouvent l'importance que doit attacher le médecin aux antécédents de famille du malade.

XLVII. Il est également de remarque que les convulsions survenant au milieu d'un accès fébrile, lors même qu'elles n'ont avec cet état qu'un simple rapport de coïncidence, n'ont que rarement, malgré la violence avec laquelle elles s'annoncent, un résultat fâcheux. Nous ignorons la cause de ce fait, que l'observation seule a révélé;

_________

(1) Thèse cit., p. 75.

peut-être serait-ce le cas de rappeler cet aphorisme d'Hippocrate : *Febris spasmos solvit.*

L'expérience a également prouvé que telle convulsion qui survient dans le cours de certaines maladies peut produire des accidents immédiatement mortels, tandis qu'elle demeure sans importance dans une affection analogue, ou sous l'influence d'une autre constitution épidémique.

Il est enfin une condition qui peut modifier puissamment la marche et les résultats de la convulsion, c'est l'état général du malade et la puissance de réaction de son organisme. Il semble prouvé que plus un sujet est vigoureux, plus la convulsion est rare et difficile à exciter chez lui, plus, en revanche, elle acquiert de gravité. La facilité avec laquelle on la provoque chez quelques autres malades est compensée chez eux par la bénignité des accès. Cette remarque ne date point de notre époque. Arétée l'avait déjà notée, lorsqu'il dit que les femmes, moins vigoureuses que les hommes, sont plus sujettes aux convulsions, qui, chez elles, toutefois, ont une gravité moindre : « Mulieres nervorum distensionibus magis opportunæ sunt « quam viri, sed frequentius étiam liberantur » (1). C'est la constatation de la même vérité que nous trouvons dans ce passage de Stolz : « Convulsio et spasmus uti frequentior in infantibus, ita mi- « nus periculosus iis plerumque est quam adultis; inter adultos, fe- « minæ facilius et minori cum periculo convellentur » (2).

Si aux caractères que je viens d'attribuer aux diverses convulsions, et aux circonstances de développement que je viens d'étudier, nous ajoutons l'examen de l'état général du sujet, de ses antécédents et des lésions organiques qu'il peut offrir concurremment avec les convulsions, étude nécessaire pour diagnostiquer l'accès essentiel de celui qui n'est qu'un symptôme habituel d'une maladie bien

---

(1) Arétée, liv. I.

(2) Stolz, *Prælectiones*, I: III!

connue, nous aurons les données nécessaires pour porter un pronostic à peu près certain, et prévoir la possibilité d'une mort rapprochée, notion qui échapperait à un examen superficiel ; quelquefois enfin nous arriverons assez à temps pour combattre les accidents, que leur rapidité aurait, quelques instants plus tard, soustraits à tout traitement.

XLVIII. Toutes les fois qu'on se trouve en face d'un enfant frappé de convulsions, il faut, à l'aide des caractères précédents, applicables à toutes les affections convulsives, mesurer toute la gravité immédiate des accidents ; mais, en même temps, il ne faut point négliger la recherche de la cause de la maladie, qui, si on la découvre, apportera à son tour une bien plus grande certitude dans le pronostic. Cen'est faire du reste autre chose que de poser le diagnostic différentiel des convulsions essentielles, sympathiques et symptomatiques et rechercher les lésions anatomiques auxquelles elles se rattachent. Entreprendre une telle étude ne serait rien moins que traiter l'histoire complète des diverses convulsions, de leurs points de contact, de leurs disssemblances et de leur étiologie ; aussi ne puis-je songer à aborder un si vaste sujet ; je dois me borner à rechercher parmi les trois ordres de convulsions établies d'après les causes (essentielle, sympathique, symptomatique), quelles sont celles qui peuvent occasionner une mort presque subite et imprévue, et quels sont les caractères habituels qui peuvent les révéler à l'œil du médecin.

Le nombre des convulsions essentielles diminue chaque jour, en raison du progrès de la science qui rejette dans les convulsions symptomatiques ou sympathiques plusieurs de celles qui figuraient autrefois parmi les idiopathiques. Ces dernières, caractérisées par l'absence de toute lésion qui puisse les expliquer, forment un groupe tout à fait à part ; les convulsions sympathiques et symptomatiques peuvent se réduire à une seule classe, dans laquelle les accidents dépendent les premiers d'une cause générale ou d'une affection étrangère au système nerveux, les seconds, d'une modification locale de l'encéphale ou de la moelle. Mais, dans l'examen que nous faisons actuellement de la gravité des convulsions, il faut tenir grand compte de l'existence de cette lésion des centres nerveux. Aussi, abandonnant les opinions séduisantes de M. Ozanam, croyons-nous, pour la facilité du diagnostic, devoir nous ranger à celles de MM. Rilliet et Barthez, et faire comme eux deux catégories distinctes : l'une, comprenant les convulsions essentielles ou sympatiques, sans lésion encéphalique; l'autre, les convulsions symptomatiques liées à une altération des centres nerveux. « Nous avons mis sur le même pied, disent ces auteurs (1), les convulsions primitives et les convulsions sympathiques, par la raison que, dans ces deux variétés, l'absence de la lésion encéphalique est la chose importante, et que dans la seconde on peut assimiler la maladie principale à une cause occasionnelle. » C'est dans ce groupe que je vais prendre les affections dont nous allons nous occuper actuellement, pour lesquelles je me bornerai à indiquer les caractères que revêt le plus fréquemment l'accès quand sa marche devient rapidement fatale. Les deux variétés les mieux caractérisées, celles du reste auxquelles on a rattaché de tout temps presque toutes les formes de convulsions qui ne découlaient pas directement et visiblement d'une lésion des centres nerveux, sont l'*éclampsie* et le *spasme de la glotte*. Ce sont elles dont nous allons à notre tour étudier le pronostic.

## SECTION II.

### ÉCLAMPSIE.

XLIX. On désigne sous ce nom une affection ou plutôt un en-

---

(1) Rilliet et Barthez, *Traité des maladies de l'enfance,* t. II, p. 465.

semble d'affections convulsives dont la nature est mal connue, dont l'étiologie est obscure, dont l'apparition est tantôt essentielle, tantôt coïncidente avec des maladies étrangères qui jouent uniquement le rôle de cause occasionnelle, affection qu'aucune lésion anatomique, qu'aucune modification fonctionnelle n'explique, et qui semble être le propre de l'enfance. La signification de ce mot, que je prends dans le sens fort large que lui ont donné quelques écrivains, a été très-restreinte par la majorité des médecins modernes qui font de l'éclampsie une variété bien distincte parmi les névroses essentielles ; j'imiterai cet exemple, je limiterai le sens de cette expression plus encore que le traducteur de Rosen (1) qui, le premier, invoquant son étymologie, l'appliqua à trop de convulsions diverses, que Brachet qui, distingue fort mal les différentes convulsions symptomatiques, sympathiques et essentielles (2) et enfin que les auteurs des articles *Convulsions* et *Éclampsie* des divers dictionnaires qui ont presque tous imité, à cet égard, la confusion qui règne dans le mémoire du médecin de Lyon (3).

Cette définition mérite toutefois quelques explications. L'éclampsie, disons-nous, semble en effet le propre de l'enfance ; la maladie désignée sous le même nom chez les adultes est toute différente : l'éclampsie est une affection qui, chez l'adulte, est presque toujours liée à l'albuminurie, et à ce titre ces convulsions sont essentiellement symptomatiques et dépendent de l'altération du sang et de son action sur les centres nerveux ou de la présence d'un épanchement séreux intra-crânien. Il en est de même des convulsions si fréquentes qui surviennent dans l'enfance pendant le cours de la convalescence des fièvres éruptives, et dans les maladies des voies urinaires. Je renvoie donc leur étude à un paragraphe spécial.

---

(1) *Maladies des enfants*, traduct. anonyme ; in-8°.

(2) Mém. cité.

(3) *Dict. des sciences médic., Dict. gén. de méd., Dict. abrégé des sciences médic.*, art. *Éclampsie* et *Convulsions*.

Les convulsions sympathiques rentrent dans le groupe qui nous occupe actuellement; cependant elles nous arrêteront peu. En effet, au début d'une affection grave il est rare que les phénomènes convulsifs accompagnent les premiers malaises, qu'ils aient une gravité réelle et puissent par eux-mêmes occasionner des accidents mortels. Toutefois l'éclampsie vraie vient parfois de l'excitation qu'impriment à l'économie ces convulsions sympathiques du début de certaines maladies de l'enfance; elle éclate tout à coup, simule d'abord les convulsions auxquelles elle succède et aboutit alors à une terminaison fâcheuse, d'autant plus rapide que le sujet est déjà malade et l'ensemble de ses fonctions modifié par l'affection principale.

C'est cette coïncidence, ce mélange accidentel des convulsions sympathiques et de l'éclampsie qui ont fait décrire par Brachet (1), et à son exemple, par la plupart des écrivains qui ont étudié ce sujet, une série de prodromes d'une grande importance s'ils étaient constants, mais qui sont plutôt l'œuvre de la maladie principale que le signal de l'éclampsie. Celle-ci débute presque toujours subitement, sans rien qui l'annonce, et les accès sont d'autant plus effrayants qu'ils viennent saisir l'enfant au milieu d'une santé apparente. Cependant l'irritabilité insolite du caractère, l'insomnie pendant plusieurs nuits ou surtout l'assoupissement exagéré, indiquent ordinairement l'approche d'une manifestation morbide de l'encéphale. Cette espèce de sommeil exagéré, de demi-coma, s'applique surtout, autant que j'ai pu le voir, aux convulsions dites *urémiques,* aussi lui donnerai-je, au point de vue de l'éclampsie vraie, une valeur un peu moindre que ne le font MM. Rilliet et Barthez (2). Le pouls vibrant, à pulsations détachées, séparées, frappant le doigt comme une corde tendue qu'on pincerait vivement, serait pour les mêmes auteurs un signe presque certain d'une crise

---

(1) Mém. cité, p. 31.

(2) *Maladies des enfants,* t. II, p. 462.

convulsive ou du retour d'une seconde attaque. Je ferai remarquer que de son côté M. Ozanam (1) avait noté comme caractère prodromique la fréquence du pouls avec chaleur de la peau ; phénomènes qui pour lui, dans ce cas particulier, ne constituent pas la fièvre.

Quoi qu'il en soit de la nature de ces signes précurseurs, ils manquent le plus souvent, et le début brusque peut figurer parmi les caractères distinctifs de l'éclampsie. Nous sommes heureux de pouvoir appuyer notre opinion sur l'autorité de MM. Monneret et De la Berge qui admettent cette spontanéité de la convulsion idiopathique comme tellement constante, qu'ils en ont fait un des principaux caractères du diagnostic d'avec les convulsions symptomatiques, toujours précédées de phénomènes qui annoncent leur apparition prochaine (2). Une fois l'attaque survenue, les accidents peuvent marcher avec une rapidité effrayante. M. Duclos insiste sur le début par une contraction tonique interne qui serait suivie de la généralisation de la convulsion et de son passage aux muscles externes. C'est en raison de sa brièveté ordinaire que cette première phase, constante selon lui, passerait souvent inaperçue. Ce siége de la convulsion à sa période initiale, mis en doute par les pathologistes qui l'ont suivi, m'a paru, d'après la lecture des observations détaillées dues à divers auteurs, sinon constant du moins fréquent, et je ne saurais guère expliquer autrement la mort si rapide du jeune enfant qui fait le sujet de l'observation 10 du mémoire de M. Ozanam.

« Il s'agit d'un petit malade de 3 ans et demi, traité pour une ophthalmie. Saisi, en pleine santé, à dix heures et demie du soir, de convulsions qui l'abandonnent rapidement, le laissent reposer jusqu'à sept heures du matin, puis reparaissent tout à coup avec une grande intensité, et le tuent en quelques instants. »

---

(1) *Archives générales de médecine,* mars, mai, juin 1850.

(2) *Compendium de médecine,* t. II, p. 499.

(3) Mém. cité.

On comprend, quand on se reporte au mécanisme de la mort dans les convulsions, combien l'attaque d'éclampsie tire de gravité de ce début par une convulsion interne. Quand la lésion porte surtout sur les muscles externes, la mort peut aussi survenir, mais moins rapidement. Encore n'est-ce ordinairement que dans le cas où la convulsion a gagné les muscles internes. La durée de ces attaques varie dans de grandes limites ; cependant je ne saurais trop rappeler que la mort survient avec une extrême rapidité toutes les fois que les muscles respiratoires sont intéressés : le fait suivant en est une preuve concluante.

Un garçon de 3 ans, d'apparence lymphatique, fut apporté à la consultation de l'hôpital des Enfants pour une tuméfaction de la malléole externe et un début de tumeur blanche tibio-tarsienne. Examiné avec soin, on soumit malgré ses cris et ses efforts la tumeur et l'articulation à une malaxation assez douloureuse. Il fut renvoyé en proie à des sanglots convulsifs qui n'étaient point encore calmés au moment où il quitta la salle de la consultation. Une demi-heure à quarante minutes après environ, la mère rapportait en toute hâte son enfant, qui venait d'expirer entre ses mains pendant son trajet de retour à l'hôpital. Nous ne pûmes que constater la mort du sujet, et nous apprîmes que les sanglots de l'enfant, loin de se calmer, avaient rapidement dégénéré en véritables soubresauts de tout le tronc, compliqués bientôt de mouvements convulsifs violents des membres, qui, joints à la coloration violacée de la face, la saillie des yeux, en un mot, les signes d'asphyxie, avaient engagé la mère à revenir au plus vite demander nos secours. Ces accidents, dans leur progression rapide, s'étaient terminés par la mort quelques instants avant que l'enfant nous eût été ramené. Les muscles des membres étaient contracturés, les avant-bras et les doigts dans une flexion prononcée, le creux épigastrique normal ; la coloration du visage était celle de l'asphyxie, il n'y avait point d'écume à la bouche ; le thorax, percuté, était parfaitement sain. L'enfant n'étant pas mort dans l'intérieur de l'hôpital, l'autopsie n'en fut point faite. C'était la troisième attaque de convulsions, au dire de la mère, dont l'enfant ait jamais été atteint. Elle-même, malgré la difficulté que nous eûmes à interroger sur des antécédents qu'elle n'était guère en état de nous raconter à un tel moment, nous fit connaître qu'elle avait été sujette à des attaques convulsives qui nous semblèrent appartenir à l'hystérie.

Je ne puis donner ce fait comme exemple de la mort subite par éclampsie, avec convulsion des muscles interne et externe, qu'avec une certaine réserve, puisque l'autopsie a manqué pour démontrer l'absence de toute cause anatomique. Cependant la marche de l'affection, son extrême rapidité, le début par les sanglots, qui ne sont autre chose qu'une convulsion du diaphragme, l'apparition de convulsions externes violentes, les signes physiques d'asphyxie, sont autant de symptômes qui élèvent de fortes présomptions en faveur de l'éclampsie.

Cette fois encore l'attaque, préparée par des sanglots, avait commencé par les muscles internes pour se propager de là aux muscles externes, qui n'ont joué, dans ce cas, qu'un rôle accessoire. Ce fait est intéressant en ce qu'il ne vient point infirmer ce que j'ai déjà dit, à savoir, que lorsque la convulsion siége d'emblée sur les muscles des membres et du tronc, il est rare de la voir devenir aussi rapidement fatale. Le premier accès éclamptique peut être funeste et débuter tout à coup, sans aucun signe prémonitoire, à la suite d'une commotion violente.

« C'est ainsi que M. Barrier cite, d'après Steukins (1), le fait d'un enfant qui fut atteint pour la première fois d'une attaque d'éclampsie, mortelle en peu d'heures, après avoir été subitement frappé par le bruit des trompettes. »

M. Barrier (2) admet encore que les impressions morales sont suffisantes, même dans l'extrême jeunesse, pour causer des attaques d'éclampsie mortelles.

« Il cite l'histoire de deux enfants amenés à l'hôpital pour une maladie fort légère, qui éprouvaient un tel chagrin de l'éloignement de leurs parents qu'ils ne cessaient de les demander avec des cris et des larmes. Ils reçurent enfin la visite si désirée de ces parents, et quelques minutes après leur départ se mani-

---

(1) *Maladies des enfants*, t. II, p. 273 ; 1861.
(2) *Loc. cit.*, p. 275.

festa pour la première fois une attaque d'éclampsie qui les enleva très-rapidement. »

Les enfants affaiblis, cachectiques, débilités, ne seraient sujets, au
dire de Copland (1), qu'à des accès éclamptiques beaucoup moins
violents ; chez eux , la face resterait pâle et abattue ; les convulsions
seraient surtout cloniques. Cette opinion concorde avec ce qui a été
dit à propos de l'influence de l'état antérieur de la santé au sujet des
convulsions ; cependant l'enfant qui fait le sujet de l'observation
précédente était débilité et d'un tempérament peu vigoureux ; il ap-
porterait donc un démenti à la prétendue bénignité des convulsions
dans cette catégorie de malades. Toutefois je ne veux tirer aucune
conclusion de ce fait même, unique pour moi ; remarquons aussi ,
selon que l'indique Copland , que c'est la forme clonique qui a dominé chez cet enfant.

La description de l'attaque éclamptique est faite avec soin dans
tous les auteurs, et je ne pourrais rien y ajouter. Aussi aimé-je
mieux renvoyer aux mémoires et aux ouvrages sur ce sujet que de
copier et de tronquer un tableau de symptômes tous parfaitement
connus déjà de mes lecteurs. Mais, comme toutes les convulsions ,
quelle qu'en soit la nature, ont beaucoup de points d'analogie, que
la difficulté ne consiste pas à reconnaître l'existence d'un accès convulsif, mais à diagnostiquer la cause de cet accès ; qu'enfin il importe
avant tout au médecin de savoir s'il a devant les yeux une attaque
d'éclampsie qui peut devenir mortelle d'un instant à l'autre, ou bien
une convulsion symptomatique à marche lente, ou bien enfin une
attaque épileptique sans aucun danger, je vais chercher à tracer et à
comparer les principaux caractères du diagnostic différentiel de ces
affections.

---

(1) *Dictionnaire de médecine*, t. 1 , p. **417** ; 1858.

L. La première dont nous nous occuperons est l'épilepsie, maladie essentielle par excellence, en dépit des belles expérimentations de M. Brown-Séquard, et quoi qu'en aient dit plusieurs physiologistes modernes qui ont pris pour la cause le résultat de l'attaque, l'épilepsie a plus d'un trait de ressemblance avec l'éclampsie.

L'épilepsie, affection dont l'attaque ne se termine jamais par une mort subite, et dont les dangers immédiats existent uniquement dans les modifications anatomiques, congestion et hémorrhagie qu'excite dans l'encéphale la violence de l'accès, peut simuler très-souvent une première attaque d'éclampsie, et on conçoit, en raison même de la différence si grande dans le pronostic de ces deux affections, quelle importance on doit attacher à leur diagnostic exact. Je rejette donc toutes les assimilations qu'on a voulu tenter entre ces deux ordres de névroses, et je diffère en cela complétement des opinions de M. Peschier, de Genève (1), qui a fait de l'épilepsie et de l'éclampsie une même maladie : cette opinion, si elle n'est totalement acceptée par les auteurs du *Compendium de médecine*, n'est du moins guère combattue par eux, puisqu'ils renvoient, sans plus de distinction, du mot *éclampsie* au mot *épilepsie*. De même, à l'exemple de Beaumès, MM. Rilliet et Barthez (2) reconnaissent entre l'éclampsie et l'épilepsie une telle analogie qu'ils n'y trouvent de distinction que la répétition des accès, et que pour eux, s'il existe une différence réelle, le temps et la marche seules peuvent l'établir. Par contre, MM. Blache et Guersant (3), Valleix (4), Dugès (5), Ozanam (6),

---

(1) Thèse de Paris, 1821.

(2) T. II, p. 464, 2ᵉ édit.

(3) Dict. en 30 vol., art. *Éclampsie.*

(4) *Maladies des enfants nouveau-nés.*

(5) *Mémoires de l'Académie de médecine,* t. III.

(6) *Archives gén. de médecine,* 1851.

Duclos (1), Barrier (2), établissent avec raison les différences capitales qui séparent ces deux variétés de névroses. C'est dans leurs ouvrages que j'ai puisé les renseignements nombreux qui m'ont tenu lieu d'une expérience personnelle trop incomplète encore à ce sujet pour qu'il m'ait été permis de m'y borner : le mémoire de M. Ozanam renferme surtout un diagnostic très-soigné de l'épilepsie et de l'éclampsie, auquel je ferai d'importants emprunts.

L'épilepsie et l'éclampsie, qui se ressemblent par la forme la durée, la répétition, la marche des accès, les congestions consécutives, les troubles de l'intelligence, diffèrent l'une de l'autre, lorsqu'on les considère attentivement dans chacun des points sur lesquels on a voulu fonder leur identité ou tout au moins leur analogie.

Les prodromes, dans l'éclampsie, consisteraient en modifications dans le caractère du malade, insomnie ou somnolence, constipation, etc. (3), tandis que, dans l'épilepsie, les signes précurseurs de l'attaque manquent presque totalement. Cette différence si frappante, au dire de M. Ozanam, l'est peut-être moins en pratique que dans son mémoire. D'abord, comme il le reconnaît lui-même, et comme le prouverait la statistique de M. Récori, sur 273 faits, dont la moitié avec prodromes, l'épilepsie offrirait, elle aussi, des accidents prémonitoires que leur légèreté, comparée à l'attaque

---

(1) Thèse de Paris, 1847.

(2) *Maladies des enfants,* t. II; 1861.

(3) C'est du moins l'opinion des auteurs sur lesquels je m'appuie ; mais ces prodromes, ainsi que je l'ai dit § 48, ne sont-ils point dus à une maladie intercurrente qui débute ? n'est-ce point une simple coïncidence? et existent-ils bien réellement et constamment alors même que l'éclampsie est la seule affection dont soit alors atteint le sujet ? Je serais tenté de douter des prodromes dans ces circonstances ; mais mon expérience est trop peu de chose pour qu'en présence de deux opinions contraires, exposées par des hommes également marquants, je puisse faire autre chose qu'exposer leurs dires et réserver au temps le soin de juger pour moi cette question.

qui les suit de près, aurait trop souvent fait négliger. Puis, en rappelant ce qui a été dit des prodromes des convulsions, coïncidant avec un autre état morbide, on verra que plus d'un signe prodromique qu'on rattache à l'éclampsie ne dépend que de l'affection coïncidante, et par suite n'a aucun lien direct avec l'état convulsif. N'en pourrait-on point conclure que si l'éclampsie s'accompagne plus souvent que l'épilepsie de prodromes accentués, ceux-ci ne sont ni assez constants ni assez caractéristiques pour qu'on puisse en faire des marques distinctives de l'éclampsie.

Le début de ces deux affections est très-distinct. Dans l'éclampsie, il y a absence d'aura ; dans l'épilepsie, existence constante de ce phénomène caractéristique, qui disparaît avec une excessive rapidité pour faire place à un accès qui atteint d'emblée son maximum d'étendue et d'intensité.

L'attaque éclamptique, plus lente dans sa marche, gagne progressivement les différentes parties qu'elle doit atteindre, et ne se montre qu'au bout d'un temps variable, mais toujours bien appréciable dans tout son développement.

La convulsion en elle-même diffère peu dans les deux névroses. On peut comparer le début de l'éclampsie par les mouvements cloniques aux contractions qui dominent tout d'abord dans l'épilepsie pour ne se compliquer que plus tard de convulsions cloniques. En donnant ce caractère distinctif, M. Ozanam, auquel nous l'empruntons, n'a point tenu compte de travaux un peu antérieurs aux siens ; M. Duclos (1) a démontré l'existence d'une période de tonicité, constante, quoique parfois très-courte, au début de l'éclampsie. Ce fait enlèverait à ce caractère une partie de sa valeur ; cependant il est évident que dans l'épilepsie il existe simultanément avec les grands mouvements cloniques une roideur spasmodique des muscles telle qu'il est impossible de les fléchir, tandis que dans l'éclampsie cette roideur est moins prononcée.

_______________

(1) Thèse citée.

La face de l'éclamptique, malgré l'intensité des contractions musculaires, offre rarement cet aspect hideux, cette tuméfaction violacée,
cette décomposition des traits, cette distension de la bouche, qu'il
suffit d'avoir vu une fois pour en conserver à jamais le souvenir,
caractère constant de toute attaque épileptique même légère. La
figure est pâle ou un peu congestionnée ; elle ne devient violacée
que lorsqu'il y a raptus vers la tête ou début d'asphyxie. Les traits
redeviennent naturels aussitôt l'attaque améliorée. L'écume de la
bouche manque dans l'immense majorité des cas.

La respiration de l'éclamptique est spasmodique, comme sanglo-
tante. L'observation que j'ai citée en est un beau type ; les sanglots
profonds dont l'enfant fut affecté sous nos yeux n'étaient, comme
nous l'a appris l'événement, que la première période d'une attaque
d'éclampsie. L'air aspiré péniblement est rejeté par une expiration
brève et saccadée. Ces caractères sont essentiellement différents de
ceux de l'épilepsie. La respiration suspendue brusquement, coupée,
pour ainsi dire, au début de l'attaque, devient, si celle-ci dure longtemps, brusque, très-répétée et légèrement sifflante.

Le pouls s'accélère avant l'attaque éclamptique, il est vibrant, sac-
cadé (Rilliet et Barthez ) (1) ; il précède, accompagne l'attaque, et
subsiste même quelquefois après la convulsion. L'épilepsie, au contraire, n'a d'autre action sur la circulation que de l'accélérer momentanément, comme le ferait tout autre mouvement exagéré et prolongé, et par suite, de ne modifier en rien à son début les caractères du pouls.

Je ne dirai rien de l'état de l'intelligence, qui est totalement perdue dans les attaques éclamptiques assez énergiques pour produire
la mort.

La durée est variable dans les deux névroses ; elle n'offre rien de
caractéristique ; il en est peut-être différemment de la somnolence

______________

(1) *Loc. cit.*

consécutives ; mais comme, à cette période, la mort n'est plus à craindre, je n'ai point à en faire ici l'histoire.

On peut encore invoquer le nombre des attaques et la rapidité de leur intensité progressive ; en effet, on voit l'éclampsie acquérir, dès sa première attaque, toute sa puissance et tout son développement, tandis que l'épilepsie débute souvent par des attaques faibles ou de moyenne force, qui n'atteignent que progressivement leur apogée.

C'est à l'époque de la première enfance, puis plus tard, au moment de la seconde dentition, que l'éclampsie a son maximum de fréquence et de gravité. L'épilepsie, quoiqu'elle puisse commencer à tout âge, atteint cependant rarement l'enfance. Enfin MM. Rilliet et Barthez prétendent qu'une convulsion qui survient dans le cours d'un accès fébrile, alors qu'elle est indépendante de cet accès, est plutôt de l'éclampsie que de l'épilepsie.

Je n'ai cité jusqu'ici que les caractères distinctifs de ces deux convulsions, appréciables pendant la durée de l'accès ; ce n'est, en effet, qu'à ce moment qu'il nous importe de reconnaître l'affection, et d'établir sûrement les chances de production d'une mort inattendue. Quoique bien tranchés dans les cas extrêmes, les signes dont j'ai fait l'énumération suffiraient à peine parfois pour asseoir une opinion, si on ne recourait, pour les compléter, aux apparences et aux caractères propres qui spécifient l'attaque d'épilepsie et facilitent presque toujours son diagnostic.

LI. Le diagnostic de l'éclampsie des convulsions sympathiques est souvent impossible ; n'ai-je pas déjà dit d'ailleurs que bien des attaques qu'on décorait du nom de *sympathiques* n'étaient autres que de l'éclampsie, qui trouvait dans la maladie principale une cause occasionnelle de sa manifestation. Cette confusion explique la diversité d'opinions dont font preuve les divers articles sur ce sujet ; dans les uns, on soutient l'identité constante des accès éclamptiques et des attaques sympathiques, dans les autres, on l'établit d'après les caractères distinctifs de ces deux affections. J'ai donné la raison de cette divergence, et j'ajouterai que l'accès éclamptique idiopathique ou provoqué offre les mêmes caractères que j'ai déjà signalés; tandis que la convulsion sympathique vraie en diffère par quelques points. Ceux-ci sont saillants, quand on observe la crise du commencement à la fin ; mais ils ne peuvent être d'un bien grand secours, quand le médecin est appelé tout à coup à statuer sur la nature d'une convulsion à son début ou à sa période d'accroissement. La longueur des attaques, leur intensité moindre, leur répétition plus fréquente, l'absence du sommeil terminal, ne sont que des moyens de diagnostic bien incomplets et souvent bien illusoires.

LII. Il en serait de même de la plupart des convulsions symptomatiques, si l'existence d'une lésion concomitante ne venait le plus souvent donner l'explication des accidents convulsifs. Les antécédents du malade doivent être interrogés avec grand soin : s'il existe une maladie chronique, si, depuis un certain temps, l'enfant maigrissait, était capricieux, irrégulier dans les digestions ; s'il a été soumis à une mauvaise hygiène, ou s'il est né de parents phthisiques, on sera en droit de regarder la convulsion comme la première manifestation d'une affection de l'encéphale. Il serait contraire à la vérité de prétendre que les convulsions symptomatiques ont toujours été précédées d'une série de symptômes qui, en révélant la maladie principale, éclairent la nature de la convulsion. Souvent la lecture des observations, ainsi que quelques exemples que j'ai pu voir moi-même, m'ont confirmé dans cette opinion : la convulsion symptomatique est la première manifestation qui annonce l'existence d'un état morbide, si bien qu'en l'absence de tout autre symptôme, on est tenté de croire à une attaque éclamptique parfaitement idiopathique, et indépendante de toute cause occasionnelle. Il est une remarque qu'on trouve consignée dans presque tous les écrits à ce sujet, et qui, en raison de cette appréciation unanime, acquiert une valeur réelle ; c'est la rareté des convulsions essentielles et sympathiques chez les enfants qui ont atteint l'âge de 6 ans, et franchi impunément les quelques indispositions qui accompagnent la seconde dentition. L'âge du malade doit donc peser dans la balance, et nous faire incliner, à dater de la septième année, en faveur des convulsions symptomatiques.

Quoi qu'il en soit, et malgré la facilité avec laquelle on peut, chez certains sujets, reconnaître la nature des convulsions, il arrive dans maintes circonstances que le diagnostic reste incertain, à cette période même, où l'extrême gravité des accidents rendrait essentiel le diagnostic exact de leur origine. C'est alors que, faute d'une connaissance suffisante de leur cause, ne pouvant préjuger de leur résultat prochain d'après leur nature, nous sommes obligé de revenir aux notions que nous avons déjà données sur les convulsions en général, et de baser uniquement notre pronostic sur les considérations de forme, de durée et de marche, que nous avons traitées avec détail dans nos généralités.

## SECTION III.

### SPASME DE LA GLOTTE.

LIII. A côté de l'éclampsie vraie, je rangerai l'affection connue sous les noms si divers d'asthme thymique, de spasme de la glotte, d'asthme de Kopp, de glottisme et pneumoglottisme, d'apnée infantile, de convulsion partielle, etc.; synonymie qui, malgré sa diversité, répond aux diverses opinions que s'en sont faites les pathologistes. Loin de moi la pensée de discuter à mon tour un sujet aussi rebattu, et sur lequel, pourtant, on n'est point encore parvenu à s'entendre complétement. L'excellente thèse de M. Hérard (1), dans laquelle on trouve les indications bibliographiques les plus étendues; le chapitre que MM. Rilliet et Barthez ont écrit dans la se-

---

(1) Thèse de Paris, 1845.

conde édition de leur ouvrage (1), et dont ils ont su faire une véritable monographie; puis enfin plus récemment la bibliographie de l'article *Larynx* du Dictionnaire de médecine pratique de Copland (2), donnent plus de détails et signalent plus de sources à consulter qu'il n'en est besoin pour se faire une idée complète de l'affection qui nous occupe.

Le spasme de la glotte est essentiellement une affection convulsive siégeant sur les muscles qui tiennent à la respiration, et notamment sur ceux qui meuvent la glotte, la dilatent et lui permettent de donner libre passage à l'air. Elle est donc le type des convulsions internes, et à ce titre la plus grave et la plus rapidement funeste parmi toutes ces affections. Un enfant bien portant est sujet seulement aux quelques troubles légers qui accompagnent la dentition, la présence de vers dans l'intestin, certaines diarrhées ou tout autre malaise insignifiant, il pâlit tout à coup, ses traits se contractent, ses lèvres tremblent, il fait quelques efforts inspiratoires exagérés, sa respiration devient sifflante, elle cesse complétement, sa figure est violacée, les veines turgides ; il s'affaisse subitement ou s'agite convulsivement pendant quelques secondes, et meurt. L'autopsie la plus minutieuse ne révèle rien qui puisse expliquer les accidents, car l'enfant a cessé de vivre uniquement parce que l'air lui a manqué ; tout son organisme semble intact ; quelques instants de moins, et le malade, reprenant ses habitudes normales, gardait à peine le souvenir de cette crise. Quelques secondes de prolongation du spasme au delà des limites de suspension de la respiration compatibles avec la vie ont suffi pour la détruire sans retour.

« Ch. West (3) donnait ses soins à un enfant de 8 mois affecté d'une légère constipation et de quelques malaises coïncidant avec l'éruption des dents. Il lui

(1) *Maladies des enfants,* t. II; 1853.

(2) *Dictionnary of med. ;* Londres, 1858.

(3) *Medical times,* novembre 1859.

administra une légère dose d'huile de ricin ; quelques minutes après l'ingestion de ce médicament, le petit malade pâlit, tire la langue, s'affaisse sans pousser un seul cri, sans convulsions ni contractures extérieures, fait deux ou trois efforts violents d'inspirations et meurt.»

« Le D<sup>r</sup> Pretty (1) fut mandé pour procéder judiciairement à l'autopsie d'un enfant de 10 mois, robuste et vigoureux, qui avait succombé tout à coup, pendant qu'il était porté sur les bras de sa nourrice, en offrant, pour tout symptôme, une grimace accentuée de la face, un frémissement des lèvres et une pâleur subite. Les accidents avaient à peine duré une minute.»

«Brachet (2) raconte l'histoire d'un enfant qui, à la suite d'un rire prolongé, fut saisi de convulsions avec symptômes d'asphyxie, et mourut en quelques minutes. A l'autopsie, on ne trouva qu'une légère congestion cérébrale.»

« M. Barthez fut appelé, en toute hâte, auprès d'un garçon de 6 mois, fort et bien portant, et n'ayant fait aucune maladie. Cet enfant, mis au sein, avait eu deux ou trois mouvements de toux, auxquels avaient succédé quelques inspirations sifflantes, courtes, saccadées, et il succombait dans un intervalle de temps évalué à quelques minutes» (3).


Malgré leur brièveté, ces observations, que j'ai choisies à dessein parmi tant d'autres, en raison de leur variété, montrent mieux que toute description la nature de la mort, la manière dont elle survient, l'ensemble des symptômes qui la précèdent de quelques instants et l'importance qu'y doit attacher le médecin, dans les cas où ils cèdent assez à temps pour laisser subsister les malades.

Tous les accès spasmodiques de la glotte ne surviennent pas avec une intensité aussi fatale dès le début; il en est qui n'arrivent à ce degré que peu à peu et après une série de crises plus ou moins distantes; il en est d'autres qui surviennent au milieu de convulsions éclamptiques et y semblent liés d'une façon intime; il en est enfin qui paraissent provoqués par des conditions étrangères qui

---

(1) *Medical times,* août 1857.

(2) Mém. cité.

(3) *Op. cit.,* t. II, p. 512.

favorisent leur développement; ce sont ces dernières variétés, qui toutes peuvent se rapprocher de l'accès type, dont je vais m'occuper actuellement. Leur gravité est plus grande encore que celle du spasme pur et régulier. Dans ce cas, en effet, la mort survient avec une telle rapidité, qu'on ne saurait secourir à temps le malade, tandis que, dans les variétés que je vais passer en revue, la progression plus lente des accidents, les quelques prodromes qui les accompagnent, permettent quelquefois de reconnaître l'affection et de la combattre à temps.

LIV. L'accès qui caractérise le spasme de la glotte n'a parfois que la durée de quelques secondes, et c'est à peine s'il altère la fraîcheur de l'enfant, si même il influe notablement sur ses fonctions. Ce même accès, prolongé pendant peu de minutes, tue le malade sans que pour cela il y ait le plus léger changement, sauf celui de durée, dans la nature, la forme et l'agencement des phénomènes convulsifs. La durée de ces accès a été très-diversement appréciée; on a été jusqu'à supposer, et Hugh Ley cite plusieurs exemples de ce genre, que l'attaque pourrait durer d'une façon continue pendant deux ou trois miuutes. On ne peut expliquer ces faits qu'en admettant, comme le D$^r$ Reid (1), que pendant le cours de ces convulsions en apparence continues, l'air pénétrait dans la poitrine à plusieurs reprises pendant une ou deux secondes.

Une telle violence d'un premier accès est chose rare. La plupart des auteurs admettent que les attaques funestes, lors même qu'elles passent pour être le premier accès, ont été déjà précédées d'autres attaques très-légères qui sont demeurées inaperçues. On ne saurait donc surveiller de trop près les jeunes enfants et tenir un compte trop exacte des plus faibles accidents, du moment où ils présentent quelque chose d'anormal et surtout de convulsif. Ce serait donc en soi-

---

(1) *Loc. cit.,* p. 122.

gnant l'étude des antécédents qu'on parviendrait, sinon toujours à prévenir, du moins à prévoir bien des accidents qui frappent à l'improviste et se soustraient par là à toute thérapeutique.

Les accès qui se sont succédé depuis le début de la maladie jusqu'à sa terminaison fatale sont ordinairement progressifs, augmentant peu à peu d'intensité et de gravité. Parfois ils paraissent à des intervalles tellement éloignés les uns des autres, qu'on serait tenté d'oublier le lien qui les réunit tous et n'en fait qu'une seule affection. Il en est d'autres qui se répètent avec une certaine fréquence, dix, quinze et même vingt fois dans l'espace d'une même journée, si bien qu'on en peut établir différentes variétés qui sont pour le médecin d'un intérêt fort divers.

L'accès unique, celui qui se répète à de si longs intervalles qu'on a presque perdu le souvenir de la première attaque lorsque paraît la seconde, celui enfin qui n'est précédé que de prodromes si légers qu'ils passent inaperçus et qu'ils reçoivent une tout autre signification, cet accès, dis-je, est le plus rare, mais en revanche le plus terrible ; c'est celui qui produit les morts réellement subites, et c'est à ce titre que je lui donne la première place.

La seconde variété, composée d'accès multiples, d'abord légers, puis de plus en plus intenses, peut, comme la précédente, se terminer brusquement par la mort au milieu d'une crise. C'est la seule que j'aie à mentionner après la précédente, car seule elle peut occasionner, par une recrudescence subite dans la puissance et la durée des phénomènes, une mort inattendue.

Je ne parlerai donc point des formes variées, que les auteurs ont rattachées au spasme de la glotte, et je ne mentionnerai que la division de M. le Dr Hérard, parce qu'elle conduit naturellement à apprécier l'étendue de la convulsion, le rôle des muscles qui y participent, et ses rapports avec l'éclampsie, dont on a cherché à la séparer.

LV. M. Hérard (thèse citée) forme trois classes de spasmes respiratoires, et il les désigne sous le nom de *spasme du diaphragme, spasme du larynx* et *spasme simultané du larynx et du diaphragme*. Cette division, qui préjuge de la nature de la maladie, assimile l'affection désignée sous le nom d'*asthme de la glotte* à une simple convulsion interne, et fait, d'une affection qu'on avait voulu considérer comme une entité morbide, une simple variété de l'éclampsie.

L'éclampsie, ai-je dit, débute presque toujours par le spasme des muscles respirateurs internes; elle devient fatale dans l'immense majorité des cas par la gêne ou l'obstacle qu'apporte à la respiration la convulsion du diaphragme ou de la glotte, toutes choses qui se réduisent à dire que la convulsion des muscles internes se propage aux muscles externes, et réciproquement. Or qu'elle différence trouvons-nous entre le spasme glottique proprement dit terminé par la mort, et la prolongation de la période tonique, initiale, de l'éclampsie lorsqu'elle aboutit au même résultat? Où placer la ligne de démarcation qui sépare le spasme du diaphragme ou de la glotte qui forment la période ultime d'une éclampsie, du glottisme qui se complique de mouvements convulsifs externes, tels que l'ont décrit Lay, Clark, M. Hérard, et tant d'autres auteurs? En réunissant dans une même description, en rattachant à une même affection le spasme et la glotte, celui du diaphragme, et enfin les cas où ces deux lésions coïncident, M. Hérard a donc rendu un service réel et créé des divisions d'une utilité plus pratique que ne le veulent admettre MM. Rilliet et Barthez (1).

En ramenant ainsi le spasme de la glotte à n'être qu'une forme, qu'une période en quelque sorte de l'éclampsie, on simplifie l'histoire de ces deux maladies, et on trouve l'explication naturelle de faits qui peuvent embarrasser quand il s'agit de les isoler et de les classer dans un groupe particulier. Je n'en veux pour exemple que les malades dont j'ai cité l'histoire; chez eux, les convulsions portaient

---

(1) *Op. cit.*, p. 514.

évidemment sur les muscles de la respiration ; les symptômes violents du diaphragme, l'état d'anxiété respiratoire, le facies asphyxique de l'enfant. indiquaient que les fonctions de l'hématose étaient
en souffrance, et que cet arrêt de la respiration provenait d'un
spasme musculaire analogue à celui qu'on rencontre dans l'éclampsie.

LVI. Cette unité de l'éclampsie proprement dite et de l'asthme thymique trouve de nouvelles preuves dans la similitude des tissus où
ils se développent et l'identité des conditions offertes par les sujets
qu'ils atteignent. Il existe, a-t-on dit (1), des convulsions internes des
muscles lisses qui sont en quelque sorte les antagonistes de celles des
muscles striés ; elles causent des diarrhées, des vomissements, des co-
liques, des ténesmes dus à l'excès de leurs contractions qui coïncident
avec un semi-relâchement des muscles des membres, ainsi que nous en
trouvons la preuve dans la plupart des émotions morales vives. De
même, par contre, la contraction énergique de la fibre de la vie de relation s'accompagnerait de l'asthénie et de l'affaiblissement de la fibre
viscérale. C'est sur un raisonnement analogue qu'on a cherché à opposer entre eux les spasmes des muscles internes et les convulsions
éclamptiques externes. Un tel argument tombe de lui-même ; d'abord
au point de vue anatomique les muscles envahis par la convulsion,
qu'ils soient en dedans ou en dehors du squelette, n'en ont pas moins
la même structure, puis expérimentalement on a vu la convulsion des
muscles laryngiens ou du diaphragme exister isolément ou concurremment avec celle des muscles externes. Tout du reste prouve que
les muscles de la glotte doivent être affectés comme les muscles des
membres : même structure, mêmes fonctions, même origine des cordons nerveux qui s'y distribuent. Nous devons donc retrouver dans
les muscles du larynx les mêmes phénomènes qui existent dans les
muscles extérieurs, c'est-à-dire le spasme tonique et la convulsion
chronique.

---

(1) *Dictionnaire de médecine pratique,* t. V, p. 479.

Cette affection dans les muscles internes et externes est soumise aux mêmes lois de développement, favorisée par les mêmes causes, apparaît dans les mêmes circonstances. C'est à l'époque de la première dentition. C'est depuis le quatrième ou le cinquième mois jusques vers la troisième ou quatrième année qu'elle se manifeste. Si rare à partir de 6 ou 7 ans qu'on peut l'éliminer presque à coup sûr dans le diagnostic d'une convulsion, elle atteint son maximum de fréquence vers la deuxième année. La faiblesse, l'alimentation insuffisante ou mal appropriée, une excitation un peu vive, une douleur un peu intense, en sont autant de causes prédisposantes ou occasionnelles. Un réveil en sursaut, des sanglots prolongés, une émotion (§ L) en marquent parfois le début; une humeur chagrine, quelques altérations dans la nutrition, de l'anorexie, en sont aussi les signes précurseurs.

L'attaque, comme celle d'éclampsie, a lieu la nuit ou le jour, après une émotion violente, à la suite d'un rêve effrayant au moment du réveil. C'est dans ce dernier cas que les prodromes immédiats passent nécessairement inaperçus, l'enfant succombe sans qu'on s'en aperçoive, et sans que l'état du cadavre puisse expliquer le lendemain la cause de la mort.

« Le D$^r$ Pretty (1) en cite deux exemples : le plus remarquable fait le sujet de l'observation 6; il s'agit d'un garçon de 19 mois, vigoureux, de bonne santé, entouré de soins affectueux et assidus, couché dans son berceau à neuf heures et demie du soir, comme de coutume. Le lendemain, l'enfant fut trouvé mort, sans que sa situation dans le décubitus dorso-latéral ait été modifiée, le visage découvert, et sans qu'on ait pu invoquer l'asphyxie par les pièces de la literie ni par la position de l'enfant.

*L'autopsie,* demandée par la famille, ne révéla qu'une congestion assez intense de tout l'encéphale et le développement anormal du thymus. On ne put expliquer cet accident subit que par la suffocation dont la cause avait été sans doute un spasme de la glotte. »

(1) Mém. cit. (*Medical times,* 1857).

«Un enfant de 5 mois, d'une fort bonne santé et très-développé, ne présentant aucun symptôme de maladie, fut couché à deux heures du matin. Le lendemain à sept heures on le trouva mort, couché sur le dos, les narines pleines de sang, le visage injecté et cyanosé, les jugulaires distendues. La seule chose qu'on ait notée à l'autopsie fut une hypertrophie du thymus (1).

LVII. Cette spontanéité dans l'apparition de la convulsion glottique, le peu de symptômes extérieurs qui l'accompagnent dans les cas où le spasme atteint d'emblée une force et une durée assez longue pour tuer le sujet, est un fait qui n'a point été encore apprécié en médecine légale, quoique cependant il dût y tenir une place importante. Chacun sait la facilité avec laquelle de jeunes enfants, appliqués au sein sans précaution, ou couchés à côté de leur mère, succombent à une asphyxie, à laquelle il n'ont point encore la force de se soustraire. La connaissance de ce fait est si répandue, que, par mesure de prudence autant que de police, dans les salles de femmes en couches de plusieurs hôpitaux de Paris, on a dû défendre aux mères de déposer leurs enfants auprès d'elles, dans le même lit, tant pour éviter les accidents involontaires, que pour prévenir les effets d'intentions criminelles. Si pourtant on était appelé à constater la mort d'un jeune enfant mort d'asphyxie, sans qu'aucune lésion anatomique, qu'aucune circonstance extérieure, vînt expliquer cette mort, devrions-nous en conclure, par cela seul, que l'enfant était dans les conditions que nous venons d'indiquer, qu'il y a eu de la part de la mère imprudence ou crime? En un mot, un accès de spasme glottique, survenant pendant le sommeil de la nourrice, alors que l'enfant est auprès d'elle, peut-il produire la mort sans qu'elle en ait connaissance? Les faits, qui peuvent juger un point aussi délicat, sont encore, malgré leur importance, bien peu étudiés; si j'ai même songé à leur possibilité, je le dois à la première observation du mémoire déjà cité du Dʳ Pretty.

---

(1) Dʳ Hartshorne, *North american journal*, avril 1858.

Ce médecin raconte qu'une femme de son comté fut condamnée par le jury pour assassinat de son enfant, parce que celui-ci, endormi à ses côtés, avait été retrouvé le lendemain asphyxié. Le Dr Pretty ayant eu occasion de causer plus tard avec les chirurgiens qui avaient pratiqué cette autopsie, apprit d'eux que l'enfant était porteur d'un thymus hypertrophié, et que de plus les antécédents du sujet n'étaient pas complétement exempts d'accidents convulsifs.»

Muni de ces renseignements, notre auteur n'hésite plus à citer ce fait curieux comme exemple de mort subite par spasme glottique. Moins expérimenté que lui j'hésiterais encore à me prononcer d'après des connaissances aussi insuffisantes. Je crois cependant que si l'on considère la spontanéité et la légèreté apparente de quelques accès spasmodiques respiratoires, la facilité avec laquelle de jeunes enfants succombent à l'asphyxie pour peu qu'ils soient privés de secours, on admettra facilement la possibilité d'une suffocation pendant les quelques heures que dure le sommeil de la mère. Le fait déjà cité de cet enfant surveillé avec soin succombant dans la nuit à une attaque de glottisme, sans que la domestique, qui couchait dans la même chambre, ait rien remarqué d'anormal, serait encore un exemple à l'appui de cette opinion (voy. § LV).

Je citerai un autre cas qui rentre dans la même catégorie, et qui acquiert une extrême valeur, en raison des soins dont était entouré l'enfant, victime de la convulsion.

Le premier enfant d'un médecin avec lequel nous avons des relations intimes, quoique de bonne constitution et d'apparence vigoureuse, atteignit l'âge d'à peu près 3 mois sans accidents d'aucune nature. Un jour, après avoir pris le sein, et n'avoir absorbé qu'une petite quantité de lait, il resta couché auprès de sa mère. Celle-ci s'endormit pendant une couple d'heures, et, à son réveil, trouva son fils mort, la bouche et les narines suffisamment découvertes pour que la respiration ait pu se faire normalement; la labiale était déviée par une contraction musculaire énergique et la face congestionnée comme dans l'asphyxie.

L'examen nécroscopique ne s'est point pratiqué et cette mort resta inexpliquée. C'est, croyons-nous, un exemple de plus de spasme de la glotte pendant le sommeil. Dans ce cas en particulier, pour expliquer la mort, on ne pouvait invoquer la syncope, en raison de la distorsion des traits, de la teinte cyanosée de la face, signes qui ne pouvaient appartenir qu'à un spasme laryngique rapidement mortel.

LVIII. Après avoir indiqué les conséquences du spasme de la glotte, il me resterait à rechercher sa nature, c'est là du reste une question fort secondaire dans le cadre de mon travail, et que je ne dois traiter qu'autant qu'elle peut éclairer le pronostic et le traitement. Le glottisme nous semble être une névrose de la même famille que l'éclampsie, tout ce que j'en ai dit est donc applicable au glottisme, qui à vrai dire n'est que le spasme des muscles moteurs de l'ouverture glottique, et par suite ne diffère de l'éclampsie vraie que par le volume et le siége des faisceaux musculaires atteints. M. Hérard cherche dans sa thèse à établir (1), et à démontrer une différence réelle entre les convulsions internes et externes. MM. Rilliet et Barthez (2) se rangent au contraire dans le camp des unitaires en considérant le glottisme comme un spasme, une contraction plutôt qu'une convulsion, de la même espèce que l'éclampsie, et auquel ils donnent le nom de *convulsions internes*. Par ces auteurs, l'asthme de Kopp serait un mélange des convulsions toniques et cloniques, auxquelles participe peut-être le diaphragme, et qui dès lors ne doivent constituer qu'une variété dans l'espèce éclampsie.

De là découle l'explication de la mort qui se produit subitement, soit par la contraction des muscles constricteurs de la glotte, soit par la convulsion des muscles inspirateurs et notamment du diaphragme, dans la lésion unique à laquelle M. Duclos (3) localise à

---

(1) Hérard, thèse citée, p. 73.

(2) T. II, p. 544, 2e édit.

(3) Thèse citée

tort l'affection qui nous occupe, soit encore par la contraction des muscles expirateurs qui immobilisent alors la poitrine , soit enfin par la convulsion ou la contraction simultanée de tous ces divers agents de la respiration. Cette manière d'expliquer les phénomènes est plus naturelle et surtout rend mieux compte de toutes leurs variétés que celle qui fait résider les accidents uniquement dans la paralysie des muscles inspirateurs de la glotte et l'adossement des cartilages arythénoïdes au moment de l'inspiration. Cette hypothèse, qui ne saurait expliquer tous les faits, laisse dans l'oubli les convulsions du diaphragme et des autres muscles de la respiration, est cependant proposé par deux des principaux et des plus récents défenseurs de l'asthme thymique, le D$^r$ Ley, et avant lui le D$^r$ Reid (1), qui adoptent l'opinion générale en Allemagne, à savoir : que cette paralysie résulterait de la compression du nerf récurrent par le thymus hyperthophié.

Parmi les observations de mort subite par glottisme que j'ai été à même de lire, j'en ai trouvé quelques-unes où la mort avait été extrêmement rapide, malgré des symptômes de suffocation peu prononcés et une faible congestion de la substance cérébrale. La deuxième observation que j'ai citée au § XLII (celle du D$^r$ Pretty), rentre dans ce nombre. S'agirait-il dans ces circonstances d'une syncope et non d'une asphyxie? C'est ce que je ne saurais affirmer, tout en reconnaissant la possibilité du premier de ces deux états pathologiques (2).

C'est encore avec plus de doute que j'émets une opinion que l'examen direct n'a point encore suffisamment démontrée : le cœur comme les autres muscles est composé de files striées; comme eux il est sous l'influence, en partie au moins, de nerfs rachidiens par les filets du pneumo-gastrique; pourquoi la convulsion qui frappe ies

---

(1) *Edinb. medic.-chirurg. review,* t. XLIX.

(2) Voy. *Mort par syncope,* § 14.

muscles placés dans des conditions analogues épargnerait-elle toujours le cœur? pourquoi la contraction ou la convulsion de ce viscère ne surviendraient-elles pas d'emblée ou dans le cours d'une autre affection, et n'apporteraient-elles pas aussi un nouvel élément à la maladie et une nouvelle cause à la mort subite?

LIX. La nature de l'asthme de Kopp, les symptômes qui l'accompgnent, l'époque où il sévit, la gravité qu'il acquiert, peuvent se résumer en disant :

Que le glottisme et l'éclampsie sont deux affections analogues, si ce n'est même deux périodes d'une même névrose; en tout cas, quelle que soit celle des deux qui prédomine, elles marchent rarement, quoique à des degrés différents d'intensité, l'une sans l'autre.

Le spasme glottique, comme l'éclampsie, apparaît tantôt subitement, tantôt par une série d'accès gradués.

Les accès, lorsqu'ils sont limités aux muscles respirateurs et qu'ils atteignent d'emblée leur summum d'intensité, peuvent occasionner la mort des tout jeunes enfants sans éveiller l'attention des gens qui les entourent, pour peu qu'elle soit un peu détournée.

Le laryngisme reconnaît les mêmes causes apparentes, offre les mêmes prodromes, se développe dans les mêmes circonstances, et dérive des mêmes antécédents que l'éclampsie.

Enfin, pour compléter en quelque sorte la similitude, de même que l'éclampsie trouvait dans l'épilepsie une affection moins grave dont l'analogie de symptômes en pouvait imposer pour elle, le glottisme rencontre dans la laryngite striduleuse une convulsion respiratoire, dont il est parfois difficile à distinguer. Ce diagnostic est d'autant plus pénible à porter que la laryngite et le spasme ont été confondus, presque de tout temps, et que ce n'est que depuis peu d'années qu'on a reconnu la différence qui existait entre la névrose essentielle, qui constitue la convulsion glottique, et la simple exagération de l'état spasmodique qui complique si facilement les affections inflammatoires du larynx et de la trachée. La laryngite striduleuse spasmodique a donc pour point de départ une irritation de la muqueuse, tandis que le glottisme siége sur un organe parfaitement sain ; de plus le spasme de la laryngite réside uniquement dans les muscles du larynx, tandis que la convulsion de l'asthme Kopp siége non-seulement sur les muscles, mais souvent aussi sur le diaphragme, et se complique souvent de convulsions éclamptiques, qui le précèdent et l'accompagnent. Le diagnostic n'offre donc de difficultés que dans les attaques de glottisme bornées aux muscles laryngiens. Dans cette variété, les principaux signes différentiels sont : l'état fébrile du malade et la légère inflammation des muqueuses respiratoires qui manquent dans le glottisme et qu'on peut constater avant ou pendant le début de l'accès de laryngite striduleuse. Celle-ci s'accompagne d'une toux sèche et rauque, qui n'existe point dans le glottisme ; le malade a la voix enrouée entre les accès, il subsiste un malaise et un état morbide du larynx, qui n'existent point entre les crises du laryngisme. Il n'y a ni complication de contractures, ni généralisation de la convulsion, comme on le voit si fréquemment dans l'asthme de Kopp.

Enfin l'affection suit une marche régulière, comme toute maladie aiguë ; les accès plus ou moins éloignés disparaissent au bout de quelques jours pour ne plus reparaître, à l'opposé du glottisme, où les attaques surviennent parfois à de très-longues distances, sans prodromes, sans liaisons entre elles, et sans rapport avec l'état anatomique de l'organe ou l'état général du malade.

Il est une autre maladie d'une bien autre gravité que la laryngite spasmodique et dont le diagnostic distinctif avec le glottisme est peut être encore plus difficile à fixer, c'est le croup. Un enfant est atteint, dans le cours d'une épidémie diphthéritique à laquelle il a été longtemps exposé, de malaises, de diarrhée, d'anorexie, d'un état général morbide sans caractère, qui ne revêt aucune forme spéciale. Tout à coup il est saisi de quelques accidents de suffocation ; malgré un examen direct, négatif, l'esprit reste en suspens et commence à craindre en raison des circonstances extérieures, le développement de la diphthérie trachéo-bronchique. Les accès se renouvellent, il s'y joint des mouvements convulsifs externes, qu'on attribue volontiers à l'impuissance respiratoire et aux efforts désordonnés d'inspiration qui caractérisent l'attaque croupale. L'examen de l'arrière-gorge ne donne aucun signe ; la muqueuse le plus souvent normale est quelquefois un peu rouge, sans offrir cependant rien de caractéristique. L'accès passé, le pouls redevient naturel, la congestion et la cyanose disparaissent, l'enfant semble sauvé, quand un autre accès, plus intense que le premier, apparaît de nouveau et menace la vie du malade. Le diagnostic est ici d'autant plus embarrassant que le caractère essentiel du spasme glottique et de l'accès croupal est de prévenir la suffocation d'où résulte la lutte de l'enfant et ses efforts d'inspiration. De cette même cause résultent nécessairement des phénomènes analogues et ce n'est guère que dans l'étude des circonstances extérieures, des antécédents et de l'état général, dans l'examen attentif des muqueuses |de l'arrière-bouche, de l'état des poumons et des petites bronches, dans le mode de développement et le caractère naturel de la respiration entre les accès, qu'on peut puiser les renseignements nécessaires au diagnostic. Encore y aura-t-il quelques cas où le doute reste permis jusqu'au dernier instant, et dans lesquels l'autopsie seule révèle la nature du mal. Dans ces cas, en règle générale, on doit agir dans l'hypothèse de la maladie la plus commune et la plus probable, d'autant que les moyens à employer, étant spécialement destinés à exciter et à rétablir la respiration, trouvent leur application rationnelle dans l'une et dans l'autre affection.

Il me resterait à diagnostiquer le spasme de la glotte, de l'accès de suffocation produit par la compression de la trachée on des grosses bronches par une tumeur développée dans le cou ou dans le médiastin. C'est à cette cause que rattachent le glottisme les auteurs qui ont cru reconnaître son origine dans le développement anormal du thymus. Mais pour nous, qui faisons du laryngisme une névrose essentielle, il nous faut chercher quels sont les caractères qui le différencient de l'asphyxie par compression. Celle-ci se produit plus lentement et d'une façon plus continue. Le D$^r$ Reid (1) décrit une sorte de râles muqueux laryngés accompagnés de stertor presque continu, que Ch. West attribue à une inflammation sourde et chronique du tronc trachéo-laryngien, et que Reid rattachait à l'action de la compression. Quelle qu'en soit la cause, toujours est-il que ces deux signes précèdent les attaques de suffocation et peuvent persister des mois entiers sans se compliquer d'aucun accès. Toutefois la respiration qu'entrave une pression permanente est moins complète et moins nette pour l'oreille appliquée sur la poitrine. On comprend facilement l'action que peut exercer la pression constante d'une tumeur sur le tube respirateur, mais on s'explique difficilement comment cette compression constante, qu'elle porte sur le larynx, la trachée, les nerfs ou les vaisseaux voisins, peut à un moment donné produire un accès de suffocation disparaissant de lui-même, quand les conditions anatomiques auxquelles on l'attribue n'ont pas cessé d'exister avant comme après sa production. Mason Good et Hugh Ley regardent cette affection comme propre surtout à la première année, et le dernier de ces médecins cite un cas de mort subite d'un enfant ayant offert ces symptômes et dont la sœur et le frère auraient souffert de la même maladie. Sans vouloir nier le danger que peut subitement produire une compression permanente légère du larynx ou de la trachée, elle me paraît bien moins fréquente qu'on ne l'a dit, et lorsqu'elle existe réellement elle est caractérisée par un ensemble symptomatique qui diffère essentiellement de celui du spasme glottique. J'ai eu des occasions assez fréquentes de voir des malades porteurs de tumeurs, qui par leurs rapports et devaient gêner le libre passage de l'air dans la trachée ; leur position

---

(1) *On infantile laryng.*, p. 45, trad. de l'allem.

je n'ai jamais remarqué une série de phénomènes qui rappelât en rien le spasme de la glotte, sauf chez une fille âgée de 9 ans, et couchée à l'hôpital des Enfants, salle Sainte-Pauline, pour une hypertrophie goîtreuse de la glande thyroïde, de la grosseur d'un œuf de dinde, et plus développée à gauche qu'à droite.

Cette eufant, affectée de cette tumeur depuis l'âge de 4 ans, n'en avait jamais ressenti aucun résultat fâcheux, quand elle fut prise tout à coup, pour la première fois, de symptômes spasmodiques et d'accès de suffocation qui nécessitèrent son admission à l'hôpital. Le lendemain de son entrée, elle eut, le soir, une attaque dont je fus témoin, caractérisée par le frémissement des muscles de la face, l'anxité respiratoire, une inspiration sifflante qui exigeait pour se produire des efforts musculaires puissants, une teinte asphyxique, quelques légers mouvements mal coordonnés et peu étendus des bras. Cette crise, qui ressemblait parfaitement au spasme de la glotte, se composa de trois ou quatre petits accès, séparés par quelques minutes d'intervalle, et fut immédiatement suivie d'un rétablissement complet de la respiration. L'enfant n'eut plus d'autres attaques spasmodiques pendant son séjour à l'hôpital où elle resta six semaines en observation ; elle sortit, au bout de ce temps, sans qu'il y ait eut rien à signaler dans la marche de son goître ni dans l'état des organes ni de ses fonctions respiratoires. »

Cette observation, que je rappele sans commentaire, est-elle réellement un spasme par compression, ou bien plutôt une simple coïncidence d'un goître avec un spasme glottique, dont l'existence serait déja curieuse en raison de l'âge assez avancé de la malade ?

LX. L'éclampsie et le spasme de la glotte surgissent parfois avec une intensité, et marchent avec une rapidité telles, que tout traitement est inutile, et que souvent même le médecin arrive trop tard pour l'appliquer. Cependant rappelons-nous qu'on trouve dans les auteurs l'indication de quelques cas où une médication énergique et suivie a rappelé à la vie des enfants qui semblaient avoir déjà cessé de vivre. Ceci s'applique surtout à la période de collapsus qui suit certaines convulsions ; période dans laquelle le point de passage de la vie à la mort reste souvent incertain. Les agents les plus variés ont été préconisés contre ces accidents; leur défaut est d'être uniquement dirigés contre les symptômes, sans pouvoir attaquer la cause qui nous demeure inconnue. Je renverrai pour leur étude au résumé thérapeutique et aux indications bibliographiques du traité de MM. Rilliet et Barthez (1). Je ne ferai donc que rappeler les quelques moyens énergiques qu'on peut seuls employer dans les cas d'extrême gravité, les seuls auxquels je fasse allusion ici.

La compression de la carotide du côté opposé aux convulsions, vantée par M. Trousseau, ou, ce qui est plus naturel, la compression modérée et incomplète des deux carotides, agit quelquefois avec succès, en empêchant probablement la congestion des vaisseaux de l'encéphale. L'application de révulsifs immédiats et puissants a une action réelle, quoique mal expliquée : les ventouses sèches, qu'on peut toujours placer sur le thorax, l'abdomen, les membres, puisqu'il n'est pas de ménage, si pauvre qu'il soit, où on n'ait immédiatement sous la main un verre et du papier enflammé ou de l'alcool, les sinapismes, le marteau de Mayor, les frictions avec un liquide irritant sur l'épigastre et les membres abdominaux, en un mot, tous les moyens propres à produire immédiatement une perturbation puissante, et à rompre ainsi en quelque sorte le cours de l'accès, qui, par sa prolongation, entraîne les plus grands dangers. Parmi ces agents, il ne faut point oublier les excitations des muqueuses olfactives ou buccales, qui s'obtiennent de tant de manières différentes, et dont le résultat est de produire une sorte de convulsion du diaphragme et des muscles laryngiens et pharyngiens, qui, utile pour exciter la respiration et combattre le coma, devient nuisible quand ces muscles sont déjà convulsés en totalité ou en partie. On doit également rejeter les émissions sanguines, à moins d'indications particulières; elles demeurent sans effets au point de

---

(1) T II, p. 476.

vue de l'accès, et peuvent aggraver l'état de l'enfant, s'il est assez heureux pour survivre à l'attaque.

Il en est de même des vomitifs, qu'il serait du reste impossible de faire avaler dans la majorité des circonstances, et dont l'action, en tout cas, trop lente pour agir contre l'accès convulsif, provoquerait peut-être une nouvelle crise par suite des secousses spasmodiques qui accompagnent le vomissement. Cet agent médicamenteux doit donc se ranger parmi ceux destinés au traitement de la maladie et non de l'accès, si bien que le traitement de l'attaque convulsive se résume dans l'emploi des moyens révulsifs dont l'action est à la fois énergique, prompte à se produire, et d'une application facile et rapide. A cette médication, ajoutons la compression modérée des deux carotides qui diminue l'abord du sang vers le crâne, empêche la congestion et prévient ainsi une des complications les plus redoutables, une des lésions secondaires les plus à craindre dans les éclampsies intenses. C'est en invoquant les causes de la mort par convulsion et en se souvenant du rôle important qu'y remplit l'asphyxie, que je conseillerai dans le spasme de la glotte et dans quelques variétés d'éclampsie, de recourir à la respiration artificielle. L'insufflation pulmonaire, pratiquée à temps et avec une certaine persévérance, peut, dans les cas où il n'y a nulle lésion anatomique, et quand la mort résulte uniquement de la prolongation du spasme qui a mis obstacle à la pénétration de l'air dans le poumon, rendre des services aussi réels que dans tous les autres modes de suffocation. L'excitation directe du poumon par une insufflation prolongée remplace le jeu des muscles respirateurs tombés dans l'inertie, réveille la circulation, rend aux poumons une partie de leur activité perdue et remet peu à peu le sujet en état de remplir par ses seules forces les fonctions, naguère engourdies, dont l'accomplissement est essentiel à l'entretien de sa vie.

# SECTION IV.

## CONVULSIONS SYMPTOMATIQUES.

LXI. En s'en tenant rigoureusement à la définition que j'ai donnée des convulsions et à l'étiologie que je leur ai attribuée, je ne serais point en droit de créer une classe spéciale de convulsions symptomatiques, puisque tous les accidents de cette nature ne sont, à vrai dire, que des symptômes, à cette différence près que les uns procédant d'une cause inconnue semblent former à eux seuls la maladie, tandis que les autres, se rattachant à une affection évidente, prennent naturellement la dénomination de symptômes. J'ai désigné le premier groupe sous le nom impropre de *convulsions essentielles*, et j'en ai étudié les deux variétés les plus graves, l'éclampsie et le laryngisme ; passons actuellement au deuxième, constitué par les couvulsions qui sont liées à une altération permanente et grave des centres nerveux ; toutefois il faut ici, plus encore que dans la classe précédente, faire la part du symptôme et de l'affection. Il est bien peu de maladies céphaliques qui, dans l'enfance, ne s'accompagnent de convulsions, aussi croyons-nous, en débutant, devoir citer une réflexion fort juste d'Armstrong : de ce qu'une maladie s'est accompagnée ou s'est terminée par des convulsions, il n'en faut poiut conclure que ce phénomène ait été la cause de la mort du malade, mais bien que le sujet a succombé à une maladie qui a compté parmi ses manifestations la convulsion au même titre que la fièvre, la céphalalgie, le vomissement, etc.

Le danger des convulsions symptomatiques consiste dans le trouble qu'elles apportent à la circulation cérébrale, dans l'excitation qu'elles impriment à la maladie et dans l'altération organique dont elles sont la conséquence. Aussi, compromettant rarement la respiration, produisent-elles peu d'accidents mortels malgré leur

intensité effrayante, leur prolongation et leur extrême gravité en
tant que symptômes qui annoncent une altération de l'encéphale. Le plus souvent elles surviennent alors que des troubles
des diverses fonctions et une série de manifestations d'un autre
ordre ont déjà révélé la nature, le degré et la marche de la
maladie. Dans ce cas, elles n'ont rien d'inattendu ; elles arrivent
à point nommé et complètent le diagnostic de l'affection principale.
S'il en était toujours ainsi, nous n'aurions que faire de nous en occuper ici ; malheureusement il existe des cas encore assez nombreux
où l'explosion subite d'accidents convulsifs est le premier phénomène
qui révèle une lésion avancée des centres nerveux. Le sujet, qui jouis-
sait d'une bonne santé apparente et de l'exercice normal de toute ses
fonctions, est tout à coup renversé sous le coup de convulsions violentes que rien n'explique, que rien n'arrête, et qui ne se terminent
que par la mort ou bien par un court répit suivi d'une crise nouvelle et encore plus intense. Si la convulsion cesse avant d'avoir tué
le malade, elle ouvre la marche des diverses manifestations morbides qui se succèdent à partir de ce moment avec rapidité et régularité, et viennent confirmer les soupçons qu'on avait élevés sur le
rôle exact et sur la nature vraie de la convulsion.

L'école physiologique rattachait la convulsion d'une manière générale à une irritation céphalique, à un engorgement de la circulation crânienne, à une excitation subinflammatoire de la pulpe cérébrale ou des membranes qui l'enveloppent. C'est dans la convulsion symptomatique que cette théorie trouve son application la plus
naturelle et la plus fréquente. Nous en trouvons en effet souvent
la cause efficiente dans une surexcitation de l'encéphale qu'il est
curieux de comparer à la congestion très-prononcée et à la compression qui font naître le coma et la paralysie. Il est rare que les
phénomènes convulsifs se présentent d'emblée, sans symptôme pré-
curseur ni concomitant, qui en explique la nature et en fasse estimer
la valeur et la gravité. Il est plus rare encore de les voir acquérir
de prime abord dans ces circonstances une intensité telle que les

fonctions s'arrêtent subitement et que la mort s'ensuive. Ces cas, peu nombreux, existent pourtant, et ce sont eux dont je vais m'occuper.

LXII. La méningite, par l'excitation cérébrale qu'elle produit et l'afflux énergique du sang qu'elle provoque, devrait être rationnellement une des maladies les plus favorables aux convulsion subites et violentes. Cependant elles y sont d'une excessive rareté; lorsqu'elles surviennent, des symptômes variés et nombreux ont démontré la nature de la maladie principale, si bien que la convulsion n'est plus qu'un phénomène qui n'a d'autre valeur que de confirmer le diagnostic et d'assurer, s'il en est encore besoin, le pronostic. J'aurais donc laissé de côté cette affection, si je n'avais trouvé dans mes recherches deux exemples de convulsions inattendues, suivies immédiatement de mort, et rapportées à la présence d'une méningite. Quelque douteuses que soient ces observations sur la valeur desquelles je ne suis point complétement édifié, j'ai dû en tenir compte et en exposer résumé avant d'en tirer aucune conclusion.

«Hughes Wilshire (1) vit succomber en peu d'heures un jeune enfant qui fut saisi d'accidents aigus où dominaient les convulsions, à la suite de quelques malaises prodromiques peu prononcés. A l'autopsie, il constata une augmentation du liquide céphalo-rachidien, et une légère opacité jaunâtre des membranes de la partie antérieure de l'un des hémisphères. Il crut ces lésions suffisantes pour y reconnaître une méningite.»

«Le D' Newman (2) raconte l'histoire d'un enfant de 9 mois, en voie de dentition, qui mourut en quelques secondes de convulsions. Elles débutèrent pendant qu'il reposait, dans un état apparent de bonne santé, sur le sein de sa nourrice. Il rencontra à l'autopsie une méningite caractérisée par de l'injection et un épanchement de lymphe plastique à la convexité de l'un des hémisphères »

---

(1) *The Lancet*, 1853.

(2) *Medic. times*, t. II, p. 280; 1857.

Telles sont les autorités sur lesquelles je m'appuie pour présenter la lésion des méninges comme une cause de convulsions subitement mortelles. Le premier cas, diagnostiqué méningite par l'auteur lui-même, me semble bien incomplet et tout au moins insuffisant pour trancher à lui seul une question aussi importante. La seconde observation, qui me paraîtrait beaucoup plus concluante, figure sous le titre de *mort par hypertrophie du tymus*. Ce serait donc pour le D<sup>r</sup> Newmann un spasme glottique que je croirais plus naturel de rapporter à l'inflammation des méninges, à la congestion et à l'irritation qui en résultent, que de l'attribuer à l'augmentation peu prononcée d'ailleurs d'une glande, qui n'a jamais peut-être, comme je l'ai dit ailleurs, produit semblables phénomènes. Cette observation serait donc pour nous d'une certaine valeur; mais si elle suffit par faire naître dans notre esprit l'idée d'une probabilité, elle est encore insuffisante pour nous apporter la certitude.

LXIII. Une cause de mort très-rapide et beaucoup plus fréquente que la précédente est la présence des tumeurs développées dans la pulpe encéphalique. De nature, de volume et de nombre variés, ces produits peuvent naître, s'accroître et suivre leurs différentes phases sans manifester leur existence par aucun symptôme grave; ce n'est qu'après un temps indéterminé, sous l'influence de causes peu connues à la recherche desquelles j'ai consacré un long paragraphe de la physiologie pathologique, que les accidents apparaissent, s'aggravent avec une extrême rapidité et emportent le malade, en suivant une marche continue et sans répit depuis leur début jusqu'à leur terminaison. La durée de ces manifestations ultimes de la maladie cérébrale varie autant que leur siége et que leur volume. Généraement quelques prodromes dont on a négligé l'importance et dont le souvenir revient au moment où les accidents terminaux apparaissent, révèlent la nature de l'affection, et confirment sa gravité; de légères contractions des extrémités, une paralysie partielle passagère, des céphalalgies momentanées, quoique fréquentes, devenues peu à peu presque continues, une modification progressive du caractère, une altération sensible à la longue dans l'intégrité de la nutrition et dans l'accomplissement des fonctions plastiques, des vomissements fréquents sans cause apparente, quelques mouvements exclusifs de peu d'étendue et d'une importance médiocre, de l'hyperesthésie de certains sens ou de la diminution dans la finesse de quelques autres, la propension à un sommeil exagéré ou l'insomnie, tel est l'ensemble des principaux symptômes qui précèdent souvent et font redouter les convulsions terminales. Outre ces cas où on peut ainsi prédire de longue main leur apparition, il en est d'autres où les convulsions sont spontanées, où leur marche est très-rapide, et où la mort survient avant qu'on ait reconnu la nature et l'étiologie des accidents. Celles-là seules occasionnent la mort inattendue, aussi en raison de leur issue presque constamment funeste, devons-nous chercher à les reconnaître dès leur début, afin que, si le traitement doit rester fatalement inutile, nous ne nous bercions point du moins d'un vain espoir de guérison.

Les accidents dus à une ou plusieurs tumeurs développées dans l'encéphale ont une durée très-variable ; généralement assez prolongés, formés d'une série d'accès subintrants qui composent l'attaque convulsive, ils n'aboutissent à la mort qu'en quelques heures. Il en est cependant qui frappent le sujet d'une façon beaucoup plus subite, comme le ferait une attaque d'éclampsie ou de spasme glottique. Les exemples en sont assez fréquents, et je n'en citerai qu'un seul assez bien caractérisé pour servir de type à cette **variété.**

« M. Legroux (1) a exposé avec détails l'histoire d'un enfant de 4 jours, mort subitement au milieu des apparences d'une bonne santé. Sa mère avait déjà eu neuf enfants, qui tous avaient également succombé en bas âge ; aussi une instruc-

---

(1) *Gazette des hôpit.,* 1858, n° 71.

tion légale fut-elle commencée dans l'hypothèse d'un infanticide. On trouva à l'autopsie plusieurs petites tumeurs d'un centimètre de diamètre environ, qu'on ne put isoler par l'énucléation, et que M. Robin, après une étude à l'aide du microscope, désigna sous le nom de *sclérose;* de petits noyaux analogues existaient dans le tissu du cœur. La mort subite fut attribuée, par M. Legroux, à la présence de ces tumeurs dans le cerveau, et l'affaire judiciaire fut dès lors terminée.»

La présence des petites masses de sclérose développées dans le tissu cérébral est, sans contredit, une explication suffisante et rationnelle de la mort; mais comment expliquer le mode d'action de ces tumeurs dans la production de la mort?

Comment la lésion anatomique qui existait depuis la vie intra-utérine a-t-elle pu acquérir tout à coup une puissance qu'elle n'avait point eue jusque-là et tarir en quelques instants les sources de la vie. C'est ce que je n'ai point la prétention d'expliquer; l'observation de M. Legroux contient du reste une lacune à cet égard ; ce savant médecin, après avoir constaté l'existence des tumeurs, en a conclu naturellement à leur influence fatale, et n'indique ni l'état de la pulpe nerveuse ni les rapports des masses de sclérose avec les vaisseaux ou les diverses parties de l'encéphale. Je rapporte donc ce fait en lui donnant toute sa valeur, et sans chercher à expliquer le mécanisme de sa production.

LXIV. Cette sorte de sidération est beaucoup plus rare que les convulsions qui aboutissent en quelques heures soit à la mort, soit à un intervalle de repos auquel bientôt succèdent de nouvelles attaques convulsives. Au début de l'accès il est impossible de prédire son issue, et de lui assigner son mode de terminaison. Les tumeurs qui donnent lieu à ces sortes d'accidents sont surtout de nature tuberculeuse. Parfaitement innocentes pendant un laps de temps variable et généralement prolongé, elles acquièrent parfois un énorme volume avant de donner lieu à aucun symptôme caractéristique. Je me rappelle avoir vu sur la table d'autopsie à l'hôpital des Enfants unetubercule du cervelet, provenant d'un enfant de 8 ans, et qu avait acquis le volume d'un œuf de poule ; j'appris que les premiers accidents qui avaient révélé sa présence dataient à peine de quelques semaines. Parfois les signes prodromiques font défaut et les accidents généraux débutent d'emblée, et dans ces mêmes circonstances on les a vus parfois aboutir à la mort dès leur première manifestation.

« Une fille de 7 ou 8 ans entra à l'infirmerie des Orphelines, dans le service de M. le professeur Hélie, à l'hôpital Saint-Jacques de Nantes, pour y être traitée d'une affection inflammatoire assez bénigne des voies respiratoires. Pendant sa convalescence, cette enfant, chez qui rien n'avait encore fait soupçonner l'existence d'une lésion encéphalique grave, fut prise subitement, un matin, de convulsions violentes occupant d'abord un seul côté du corps et très-rapidement généralisées. Malgré une médication révulsive externe, très-énergique, les convulsions composées d'accès, les uns subsistants, les autres séparés par un très-court instant de répit, augmentèrent d'intensité ; le soir, l'enfant succombait après avoir offert, pendant tout le jour, une série de convulsions cloniques que séparèrent, dans l'après-midi, des spasmes toniques et des contractures des membres. Nous avions pu suivre, grâce à l'obligeante amitié de notre excellent collègue M. le D$^r$ Thoinnet, alors interne du service, toutes les phases de cette suite d'accès non interrompus, et nous assurer de l'absence de tout antécédent analogue dans l'histoire de la malade. Aussi l'autopsie fut-elle pratiquée avec grand soin ; elle nous montra un tubercule de la grosseur d'une petite noix dans la portion moyenne et latérale gauche du cervelet, et sensible à travers la face inférieure de cet organe ; nous trouvâmes également une congestion interne de l'encéphale, que nous dûmes naturellement considérer comme le résultat et non comme la cause des convulsions. »

Ce fait, dans lequel la mort est survenue en quelques heures, est une conséquence évidente de la tumeur cérébelleuse, et un bel exemple de la rapidité avec laquelle marchent quelquefois les accidents convulsifs, et de la réserve qu'on doit apporter dans leur diagnostic, toutes les fois que par leur prolongation ou par leur caractère général, ils peuvent laisser soupçonner la présence d'une tumeur dans l'encéphale. Je ne saurais donc trop insister sur la nécessité d'étudier les phénomènes prodromiques qui existent dans la majorité des cas. Leur connaissance devient d'une grande valeur dans les convulsions mal caractérisées, ou lorsque celles-ci, par un début brusque et une marche bâtarde, éveillent plutôt l'idée d'une névrose essentielle, ou d'une lésion anatomique moins dangereuse de toute autre nature.

LXV. Ce diagnostic, presque toujours aisé, peut cependant offrir quelquefois de sérieuses difficultés. La marche chronique des tubercules cérébraux qui simule la méningite granuleuse, l'hydrocéphale, l'hypertrophie au début, ne nous offrent rien qui puisse rentrer dans notre sujet. Inutile également de chercher à reconnaître une poche hydatique ou une tumeur de nature maligne, affections d'une grande rareté dans l'enfance, puisque ces lésions offrent des symptômes identiques à ceux des tubercules, et que leur pronostic est le même quand les accidents apparaissent subitement. Il suffit donc de savoir comment, en présence de convulsions subites, on reconnaîtra leur marche et leur issue prochainement fatales, ainsi que leur dépendance d'une tumeur cérébrale dont elles seraient la première manifestation.

L'âge du sujet doit être tout d'abord pris en considération ; c'est surtout dans la première enfance que se montrent les convulsions essentielles, et à partir de la quatrième ou cinquième année les convulsions symptomatiques de tumeurs. Les antécédents de l'enfant, ceux des parents, doivent également entrer en ligne de compte : l'absence de toute affection spasmodique, l'existence de manifestations scrofuleuses de différents ordres, de tuberculisation chez les ascendants ou chez les proches collatéraux du sujet, sont autant de probabilités en faveur d'un produit pathologique dans l'encéphale. Une attaque brusque, composée d'une série d'accès, les uns subintrants, les autres séparés par quelques instants de repos, qui bientôt sont occupés par des contractures d'une moitié du corps ou de la totalité des muscles, des membres, la prolongation de cette attaque dont l'intensité, loin de diminuer, va parfois en augmentant pendant plusieurs heures, la cessation des accidents convulsifs qui, après une longue durée, fait place à un coma profond avec paralysie partielle ou contractures, le défaut d'asphyxie imminente pendant une période convulsive aussi longue, sont autant de caractères dont la réunion ne peut guère se rencontrer que dans les convulsions symptomatiques de tumeur crânienne. L'épilepsie, d'une durée bien moins grande, d'une puissance supérieure dès son début, accompagnée de contracture de certains muscles seulement, les fléchisseurs du pouce entre autres, d'un trismus presque constant, d'écume buccale, ne peut longtemps se confondre avec les convulsions précédentes. Notons de plus qu'il est rare de voir un premier accès de cette névrose atteindre des proportions telles qu'elle puisse simuler une convulsion symptomatique dont l'intensité menace la vie dans un court délai. L'éclampsie pourrait en certains cas se confondre plus aisément avec les convulsions symptomatiques. C'est ici surtout qu'il faut considérer l'âge du malade, et ses antécédents. L'attaque éclamptique a du reste une durée moins longue, est plus généralisée, ne se localise que très-rarement, même momentanément, sur une partie des muscles, ne s'accompagne ni de paralysie, ni de contractures dans l'intervalle des accès qui composent l'attaque ; souvent même elle ne se compose que d'un seul accès. Tels sont les caractères différentiels qui permettent de reconnaître les différentes variétés de convulsions ; malheureusement leurs différences bien tranchées dans une description disparaissent dans l'examen clinique, d'autant qu'on ne les invoque que dans les cas obscurs et qui semblent participer à la fois de l'une et l'autre affection. Leurs caractères mal tranchés, en partie modifiés, permettent difficilement alors de porter un diagnostic sûr, et laissent souvent le médecin dans l'incertitude la plus complète. Pourtant, comme il ne s'agit ici ni de reconnaître la nature de la tumeur, ni de préciser son siége, mais bien de prévoir, d'après la marche des accidents, quelle en sera l'issue prochaine, je me résumerai en rappelant ce que j'ai déjà dit, tant des convulsions en général, que de celles qui résultent d'un produit morbide dans l'encéphale. Toutes les fois qu'un sujet sera saisi, sans cause apparente, d'une attaque convulsive énergique et très-prolongée, on devra craindre prochainement une terminaison fatale ; les probabilités augmenteront si les antécédents, ou quelques symptômes particuliers viennent confirmer l'idée de l'existence d'une tumeur cérébrale ; le carus qui suit une attaque et résulte tant de l'épuisement nerveux que de la congestion intense de l'encéphale consécutive à l'attaque, est toujours a craindre ; car bien des sujets qui ont échappé à l'accès convulsif ont succombé pendant la période du coma aux troubles consécutifs du système nerveux.

## SECTION V.

### ACCIDENTS CÉRÉBRAUX DITS URÉMIQUES.

LXVI. A la suite des convulsions symptomatiques, prennent place naturellement des accidents qui pourraient, à plus d'un titre, revendiquer leur place dans la section précédente : ce sont les phénomènes cérébraux qui sont une des manifestations fréquentes et rapidement fatales de l'altération du sang qui coïncide avec l'albuminurie et certaines maladies des voies urinaires. Ces accidents toutefois se distinguent des précédents en ce qu'ils coexistent ou alternent avec une série de symptômes issus de la même origine, exposant aux mêmes dangers, et qui, joints aux convulsions, forment le groupe si remarquable des accidents dits *urémiques*.

L'urémie se traduit par des perturbations qui portent sur les principaux systèmes de l'économie, notamment sur l'appareil digestif et le système nerveux. Ne tenant compte des phénomènes divers, diarrhée, vomissements, etc., qui caractérisent l'affection des organes de la digestion, qu'au point de vue des commémoratifs et des moyens adjuvants du diagnostic, je me limiterai uniquement, ainsi que l'exige mon sujet, aux phénomènes nerveux de la maladie. Il n'est peut-être aucune forme de trouble physiologique que l'urémie ne puisse faire subir au système nerveux : convulsion, coma, délire, vertige, paralysie, se groupent tour à tour autour de cette cause morbide, et viennent révéler la présence de l'agent destructeur. Pourtant il existe une différence importante, et qui doit être notée avec soin, entre la fréquence et surtout la gravité de ces différentes manifestations pathologiques. Tandis que le coma ou la convulsion sont aussi dangereux que fréquents, le simple délire, le vertige, la paralysie surtout, sont comparativement bénins et ne se rencontrent que chez un petit nombre de malades. La marche des phénomènes offre également des variétés si marquées, qu'il a été impossible de la comparer à elle-même dans tous les cas ; on a dû, dès lors, les classer dans deux groupes distincts, suivant qu'ils se produisent subitement et avec une intensité qui, dès leur début, les rend redoutables, ou suivant que les malades offrent progressivement une suite de symptômes de mieux en mieux accentués, qui préparent peu à peu l'explosion des accidents graves, et conduisent ainsi le sujet, pas à pas, des manifestations les plus légères à la période ultérieure de la maladie. Cette dernière catégorie, désignée sous le nom de *forme chronique*, ne doit donc point figurer dans ce travail, puisque la mort arrive lentement et n'y est jamais qu'une terminaison depuis longtemps prévue et annoncée.

La forme aiguë peut, à l'inverse de la forme chronique, débuter tout à coup, et ses premières manifestations ont une intensité et une gravité qui en font une des plus redoutables complications de la maladie que caractérise l'albuminurie ou un défaut de la sécrétion ou de l'excrétion urinaire. Les aspects divers qu'elle peut revêtir ont engagé les divers médecins qui en ont fait une étude spéciale à la diviser en autant de variétés qu'elle présente de symptômes prédominants. Wilson en faisait plusieurs classes : l'urémie comateuse, délirante, convulsive et apoplectique (1). A l'imitation de cet auteur, M. Picard (2) groupe les cas d'urémie cérébrale en plusieurs

----

(1) Wilson, *London medical gazette*, 1833.
(2) Thèse citée.

sections : l'urémie comateuse, délirante, vertigineuse, éclamptique et apoplectique. Puis il édifia deux autres classes, l'une dénommée urénice cérébro-spinale, et l'autre composée des cas où la mort était survenue si rapidement, qu'aucun symptôme spécial n'avait pu être observé. M. Aran (1) restreignit cette classification trop prolixe, et n'admit plus que trois variétés dans la forme aiguë de l'urémie : les manifestations comateuses, délirantes et convlsives, qu'il subdivisa en convulsion intermittente et convulsion comateuse.

Laissons de côté tout ce luxe de divisions pour nous en tenir aux deux formes fondamentales indiquées par Frerichs, auxquelles peuvent se rattacher toutes les autres qui, du reste, se réduisent le plus souvent à de légères modifications de la forme type. L'urémie comateuse et l'urémie convulsive seront donc les deux seules variétés qui vont faire le sujet de cette étude, d'autant mieux que seules elles entraînent la terminaison rapidement fatale, soit qu'elles apparaissent d'emblée, soit qu'elles viennent compliquer et aggraver les formes délirantes ou vertigineuses. J'y joindrai aussi l'examen d'un autre ordre de phénomènes probablement dus à l'altération du système nerveux par l'urémie; c'est la mort subite par le poumon sans infiltration séreuse de cet organe, ni épanchement pleural, mort qui semble provenir soit de la paralysie des nerfs qui président aux fonctions de cet organe, soit de l'infiltration séreuse du bulbe et des parties voisines.

LXVII. C'est à peine si dans la forme comateuse aiguë il existe quelques prodromes. Encore si ceux-ci se manifestent, leur nature et leur légèreté sont telles qu'ils passent inaperçus, sont négligés par le malade, n'offrent rien qui puisse caractériser spécialement l'urémie, et par suite demeurent inutiles pour présager l'attaque. Soit

---

(1) *Clin. de la Faculté* (*Gazette des hôpit.*, juin 1860).

donc que le sujet ait offert quelques signes précurseurs mal inter-
prétés, soit qu'il jouisse d'une santé parfaite, on voit tout à coup,
au milieu de ses occupations, de ses jeux, quelquefois même de son
sommeil, surgir l'accès comateux. Si le malade est debout il tombe,
s'il est assis il s'affaisse et glisse, s'il dort il offre une résolution
complète et exagérée. Les traits restent normaux, sans déviation,
contracture ni paralysie ; la face pâlit, les paupières demeurent
demi-ouvertes, les globes oculaires conservent leurs rapports normaux avec l'orbite, les pupilles se resserrent ou se dilatant mais elles
sont indifférentes aux variations de lumière. L'intelligence est abolie,
la sensibilité et la motilité persistent et se manifestent par quelques
mouvements qu'on provoque à l'aide de pincements assez énergique. La paralysie n'existerait du reste, au dire de M. Lasègue (1), que
lorsqu'il y aurait quelque complication cérébrale indépendante de
l'urémie. La parole est perdue, ou bien le malade ne prononce que
quelques mots sans suite et inintelligibles. Le pouls est lent et assez
developpé ; la respiration conserve un rhythme tantôt normal, tantôt
accéléré, tantôt considérablement ralenti (l'observation 5 de M. Pibret
a pour sujet un malade dont les respirations étaient réduites à sept
par minute). Son timbre est bruyant, stertoreux, et comparé par
Wilson, Golding Bird, Samuel Wilk, au bruit d'une colonne d'air
venant frapper une soupape. Cette attaque de coma dure un temps
variable et se termine soit par la mort, soit par le retour à un état
moins alarmant.

Cette forme est une des plus graves que puisse revêtir l'urémie,
tant à cause de son début brusque et de sa marche très-rapide, que
par suite du collapsus profond qui rend le malade insensible à tous
les agents thérapeutiques dirigés contre l'affection. Nous en trouvons des exemples frappants par leur rapidité, dans Christison, et

---

(1) Mémoire cité.

dans une observation publiée par Wilson (1) . Le danger, du reste, ne
consiste pas uniquement dans la persistance du coma. A ces phénomènes, succèdent des symptômes en apparence alarmants, mais
qui ne lui cèdent cependant point en gravité. C'est d'abord un état
spasmodique, léger pendant quelques instants, et acquérant très-
rapidement des proportions telles que le malade y succombe (2);
ou bien un délire calme, tranquille, remplace parfois le coma, fait
renaître un espoir qu'on avait presque entièrement abandonné, et
dans le cours de ce délire, alors que rien ne vient plus alarmer le
médecin, le malade s'affaisse et meurt brusquement (Gregory).
Enfin, on a vu des cas où cette attaque de coma, apres avoir failli
emporter le malade, s'est améliorée et a fini par disparaître laissant
le sujet dans un état d'affaiblissement notable. Quelques jours après,
cette débilité persistant malgré l'emploi de moyens appropriés,
le malade meurt tout à coup sans que rien ait annoncé l'approche
de la mort, et sans qu'aucune lésion spéciale en fournisse l'explication (Pibret). Enfin le coma et l'éclampsie peuvent alterner sans
interruption, ou ne paraître qu'à intermittences assez éloignées.

LXVIII. La forme convulsive débute aussi rapidement et sans plus
de prodromes que la forme comateuse. Le malade est saisi de convulsions éclamptiformes qui occupent généralement tout le corps,
et au moins une bonne partie des muscles extenseurs. Cette généralisation de la convulsion est un fait tellement avéré, que M. Lasègue (3) regarde les convulsions partielles assez limitées, comme
révélant au même titre que la paralysie totale de ces mêmes parties,
la coexistence d'une autre lésion de l'encéphale. L'accès revêt tantôt
la forme tonique, tantôt la forme chronique, quelquefois les deux

---

(1) *Lond. med. gaz.*, 1833.

(2) L. Wilks, *Guy's hospital reports*, 1856.

(3) Mém. cité.

ensemble, certains muscles étant saisis de spasme, les autres de secousses épileptiformes; enfin ces deux varéités, alternent entre elles.

L'aspect de la convulsion urémique ne diffère point de celui de la plupart des affections de même nature.

Le pouls est petit, filiforme, si fréquent qu'on peut à peine le compter; la respiration est pénible, fatigante, entrecoupée et accélérée.

Le facies du malade présente l'expression simultanée de la contraction musculaire, de la gêne de la respiration, et de la congestion céphalique. La mort survient soit dans le cours et par le fait même de la convulsion, soit dans la période de collapsus profond qui lui succède, soit enfin dans un nouvel accès moins intense que le précédent, et qui vient interrompre le coma dans lequel était plongé le sujet à la suite de la première attaque.

La convulsion, de même que le coma, peuvent fournir à eux seuls ou par leur mélange, toute la symptomatologie de l'affection; on trouve cependant un certain nombre d'exemples dans lesquels le délire, le vertige, et les autres modifications mixtes du système nerveux, ont joué un rôle important dans la marche des accidents. Toutefois, il faut bien reconnaître que c'est à la complication de coma et de convulsions qui est survenue fréquemment dans ces cas, que la maladie a dû son caractère fatal. Je n'ai pu trouver qu'un seul cas dans lequel le délire ait dominé la marche des accidents, et encore était-il accompagné, sauf la prostration, de la plupart des phénomènes de l'attaque comateuse. Il est consigné dans les leçons de M. Aran que nous avons déjà citées.

«Un jeune homme, d'une vigoureuse santé, fut atteint d'un léger anasarque attribué à un refroidissement; dans le cours de cette affection, il fut tout à coup saisi de délire pendant la nuit; en même temps, les yeux restèrent ouverts largement, les pupilles se dilatèrent et demeurèrent insensibles à la lumière, l'intelligence fut abolie, la respiration devint stertoreuse, la sensibilité s'émoussa, le pouls tomba à 40 pulsations, et la mort survint en très-peu d'heures. L'autopsie ne montra rien d'anormal dans l'encéphale, et les reins changés en deux hystes véritables types d'hydronéphrose. »

Ce cas, qui, à ma connaissance, est un de ceux où le délire a été le plus marqué, laisse encore une large part aux accidents comateux, aussi y trouvé-je la sanction de la simplification que j'ai admise dans la division des formes urémiques, en considérant les différentes manifestations cérébrales comme de simples variantes, qu'on peut toujours rapporter soit au coma, soit à la convulsion.

LXIX. La dernière manifestation de l'urémie sur laquelle je veuille attirer l'attention est la forme respiratoire. Parmi les lésions qui coïncident avec l'albuminurie, on a de tout temps noté les épanchements dans les cavités séreuses et les infiltrations dans les parenchymes, notamment dans celui des poumons; c'est à ces causes de perturbation de la circulation et de la respiration, hydropéricarde, hydrothorax, œdème du poumon, œdème de la glotte, qu'on avait voulu rapporter tous les cas de mort rapide que précède une altération dans l'intégrité des fonctions respiratoires. Cependant l'absence de ces lésions à l'autopsie de sujets dont la mort avait été extrêmement prompte dut mettre en doute leur existence constante. Heaton, S. Wilks, Christison, avaient signalé ce fait sans s'y arrêter; Bright en donna le premier une observation détaillée (1), et il l'expliqua en supposant une lésion nerveuse indépendante de celle du parenchyme pulmonaire. Un autre exemple analogue se trouve consigné sans grands détails, mais d'une manière assez complète pour qu'on puisse l'apprécier à ce point de vue dans le travail de M. Pibret (2); ces quelques indications élucidèrent un fait de cette nature que j'avais observé avec grand soin il y a quelques

---

(1) *Guy's hospital reports,* 1840, obs. 18.
(2) *Op. cit.*

années, et dont l'explication était jusque-là demeurée douteuse
pour moi.

« Il s'agit d'un jeune garçon de 9 ans, entré à l'infirmerie des Orphelins, dans
le service de M. le Dr Mahot, dont j'étais alors l'interne, à l'hôpital Saint-Jacques de
Nantes. Ce sujet, sans aucun antécédent maladif, était convalescent d'une scarlatine légère, lorsqu'il fut pris, vers la fin de la période de desquamation, d'un
anasarque peu prononcé des membres inférieurs, et d'un peu de bouffissure de
la face. Les urines, couleur feuille - morte, étaient rares, fortement chargées
d'albumine et contenaient un peu de sang. Cet état persistait depuis trois jours
sans aggravation, le petit malade ayant conservé de l'appétit, et toutes les fonctions demeurant en bon état, sauf un peu de diarrhée, et l'excrétion d'urines
albumineuses. Le quatrième jour après le début de l'œdème, je trouvai l'enfant,
à six heures du soir, triste et un peu abattu; je l'examinai sans noter cependant aucun changement appréciable dans son état habituel, sauf peut-être un peu
d'anxiété respiratoire plutôt apparente que réelle, puisqu'il ne s'en plaignait point,
et que l'examen du thorax ne révéla aucune altération qui pût confirmer cette
présomption. Le même soir, à dix heures, je fus rappelé auprès de cet enfant, qui
était depuis un quart d'heure environ en proie à une suffocation croissante, et
dont le début s'était fait subitement. L'examen de la poitrine me fit constater une
diminution notable dans l'intensité du murmure respiratoire égale des deux
côtés, et une absence totale de râles et de matité relative, ou absolue. La figure
était anxieuse, le bruit respiratoire laryngo-trachéal rude, mais bon sifflant, les
mouvements respiratoires peu développés et comme enrayés par une contraction
imparfaite du diaphragme. Je ne remarquai aucun changement dans l'état des
parties œdématiées. Des révulsifs énergiques furent prescrits, et je me retirai
rassuré par la certitude de l'intégrité des organes respiratoires. Deux heures
plus tard, je retournai auprès de cet enfant, sur la demande de la surveillante, et
je le trouvai dans un état d'anxiété extrême, offrant tous les signes d'une asphyxie avancée. La respiration était très-accélérée, incomplète, mais sans aucun
caractère particulier dans son timbre. L'air ne pénétrait plus que dans le sommet
des poumons, où le bruit vésiculaire assez pur, quoique très-faible, s'entendait
encore. Tout le thorax avait conservé sa sonorité; l'intelligence était intacte; le
malade répondait par signes et par quelques mots entrecoupés; la voix faible
était voilée quoique assez naturelle; le pouls était d'une excessive fréquence,
petit, disparaissait à la moindre pression du doigt explorateur; le creux épigastrique était à peu près immobile, et la respiration, autant qu'il me semblait, se faisait surtout par les muscles du thorax. Point de toux, point de douleur laryngée

ni pectorale; anxiété extrême et suffocation. La mort survint par la prolongation et l'accroissement de cet état, une heure après ma dernière visite, c'est-à-dire quatre heures et demie après l'invasion sensible des accidents.

« A l'autopsie, nous ne trouvâmes rien qui pût expliquer la mort, ni au cœur, ni au péricarde, ni au poumon parfaitement sain et point œdématié, ni aux plèvres, ni au larynx, ni aux replis muqueux arythéno-épiglottiques. Le diaphragme offrait les apparences ordinaires; le cerveau et les méninges congestionnés n'étaient point œdématiés; il n'existait point non plus d'hydropisie des ventricules.

« La vessie contenait un peu d'urine fortement albumineuse; les reins étaient congestionnés et offraient l'aspect du deuxième degré de la maladie de Bright. »

La mort de cet enfant resta donc une énigme pour nous jusqu'au jour où la connaissance de faits analogues nous permit de la ranger parmi les cas de perturbation de l'action nerveuse, sous l'influence de l'urémie. En quoi a consisté cette perturbation? Y a-t-il eu paralysie du poumon? C'est peu probable puisque le cœur qui reçoit ses nerfs de la même source avait continué à remplir normalement ses fonctions. A-t-on eu affaire à un spasme de la glotte? Nous ne le croyons guère en présence de la marche progressive et de la longue durée (4 heures) de l'accès, et surtout en raison de l'absence des caractères spéciaux des bruits de l'inspiration et de l'expiration, et de la puissance de la pénétration d'une colonne d'air dans les bronches, jusqu'aux derniers instants. Etait-ce un œdème du larynx tel que l'ont rencontré Baudelocque (1), M. Barrier (2), M. Trousseau (3)? Les mêmes symptômes qui me font rejeter l'idée du spasme glottique ne me permettent guère d'admettre l'œdème, d'autant qu'il n'en restait aucune trace à l'autopsie. On en est donc réduit à supposer une lésion particulière des centres nerveux dont l'action modifiée a produit les phénomènes d'asphyxie auxquels a succombé le malade.

---

(1) *Gazette des hôpit.*, 1834.

(2) *Maladies des enfants*, t. I, p. 456.

(3) *Clinique de l'Hôtel-Dieu*, t. I, p. 477.

Quelque chose cependant manque à cette observation pour qu'elle soit complète. A l'époque où je la recueillis, j'ignorais l'existence de faits analogues causés par un œdème du bulbe ou du segment supérieur de la moelle, faits dont M. Marcé (1) a démontré la réalité, et dont M. Luys m'a cité un exemple frappant recueilli par lui pendant son internat. Il serait donc possible que notre petit malade eût succombé à des accidents de cette nature, dont la cause m'aurait échappé à l'autopsie, faute d'avoir été recherchée avec soin.

Quoi qu'il en soit de l'explication, cet enfant est mort à la suite de phénomènes inattendus qui ont surgi tout à coup, l'ont emporté en peu d'heures, et dont la source résidait dans une altération du système nerveux liée à l'existence de l'œdème et de l'albuminurie.

Malgré l'identité de l'altération qui engendre les divers accidents groupés sous la dénomination générale d'*urémiques*, c'est moins sur cette altération que sur la forme affectée par les phénomènes qu'il faudra baser le pronostic. On comprend en effet que le danger sera d'autant plus menaçant que la perturbation siégera sur des organes plus immédiatement nécessaires à l'entretien de la vie. Ceci explique l'issue rapidement funeste des troubles urémiques qui se manifestent par une perturbation et un arrêt des fonctions de la respiration. L'enfant dont je viens de citer l'histoire mourut en quatre heures; le malade de Bright en moins de temps encore. Çà et là on rencontre quelques faits de mort analogues et peut-être même plus rapides; toutefois je ne leur accorde que cette mention, car leurs symptômes mal décrits et leur histoire incomplète ne m'ont point permis de les classer avec certitude parmi les exemples avérés de mort par cessation des fonctions respiratoires. Aussi placerai-je, pour la gravité du pronostic, la suffocation due à l'urémie en tête des accidents qui peuvent résulter de cette terrible maladie dont elle est une des manifestations le plus rapidement funeste. Je ne prétends point toutefois que ces phénomènes soient fatalement mortels, il est même pro-

---

(1) Marcé, *Bulletins de la Société anatomique,* 1859.

bable que, parmi les faits de cette nature, les plus saillants ont seuls frappé l'attention des observateurs, si bien que beaucoup d'accidents de ce genre ont pu exister et demeurer inaperçus, en raison de la légèreté de leurs symptômes ou de l'incertitude de leurs caractères.

LXX. A la suite de l'asphyxie urémique je placerai par ordre de gravité les accidents comateux. Ceux-ci offrent une double importance en ce qu'ils peuvent constituer à eux seuls toute la manifestation morbide, ou bien au contraire alterner avec les phénomènes convulsifs, leur succéder, devenir le phénomène dominant et causer rapidement la mort. J'ai consulté quelques statistiques et dépouillé plusieurs observations d'accidents urémiques ou alhuminuriques, pour en déduire la proportion de fréquence et la gravité relative des différentes formes que revêt cette affection. J'ai basé mes conclusions sur un relevé de cent malades, publié par Bright (1), sur un résumé de vingt et un cas que j'ai trouvés racontés succinctement dans la thèse de M. Picard (2), et sur une quarantaine de faits que j'ai collectionnés dans les diverses revues, dans les ouvrages spéciaux et dans les auteurs antérieurs aux études sur l'urémie ; tous ces faits, malgré l'absence d'explications, n'en ont pas moins été vus et dès lors restent parfaitement concluants. De leur comparaison, j'ai été amené à déduire que le coma était infiniment plus fréquent que la convulsion et qu'il avait existé seul ou uni à d'autres symptômes convulsifs ou délirants, dans environ les 4 cinquièmes des cas. De plus, en tenant compte de la proportion relative des symptômes éclamptiques et des phénomènes comateux, j'ai trouvé que la mort rapide et presque subite était survenue trois fois dans le coma contre une dans l'éclampsie. Ce qui toutefois semble exagérer le nombre des accidents comateux dans mon estimation, c'est

---

(1) *Guy's hospital reports*, t. I ; 1836.

(2) Thèse de Strasbourg, 1856.

qu'elle comprend les cas où la mort est survenue dans un collapsus consécutif à l'attaque convulsive, et que par suite la proportion des morts que la convulsion n'a peut-être pas causées à elle seule, mais qu'elle a tout au moins coopéré à produire, doit être plus considérable que celle que j'indique. C'est ainsi que dans le tableau de Bright, nous trouvons 8 malades sur 100 morts subitement ou avec une extrême rapidité. Sur ces 8 morts, il y en a 2 qui n'offrirent que des symptômes convulsifs, 3 chez qui le coma fut le seul accident et 3 autres chez lesquels le coma succéda rapidement aux convulsions. Ce qui accroît la difficulté de l'appréciation du rôle du coma et de la convulsion, c'est que, dans la plupart des observations où la mort n'a pas terminé la scène, les auteurs se sont contentés de dire que le sujet avait été atteint de symptômes cérébraux graves, n'indiquant le plus souvent que vaguement la part relative qu'y ont prise le coma et les convulsions ; aussi plusieurs cas restent-ils dans le doute, et n'ai-je dû indiquer les chiffres qui précèdent que d'une façon approximative. Dans les 21 observations de M. Picard, nous trouvons la proportion des accidents comateux moins forte que dans celles de Bright ; 6 cas reçurent toute leur gravité de la convulsion ; 9 de l'état comateux pur, 2 du coma précédé de vertige et de délire ; 2 cas offrirent des accidents mal caractérisés, et 2 autres se terminèrent par la mort foudroyante, sans que la nature des accidents ait été suffisamment spécifiée. Quant aux faits que j'ai recueillis dans des écrits divers, ils viennent confirmer en partie les appréciations précédentes.

Le coma y a été noté seul ou concurremment avec d'autres symptômes 31 fois sur 40.

LXXI. En recherchant ces résultats statistiques, je voulais en déduire non-seulement la fréquence et la proportion des morts prévues et des morts subites, mais encore connaître l'influence relative des deux causes différentes qui occasionnent ces accidents, et par suite comparer les phénomènes qui résultent d'épanchements cérébraux albuminuriques à ceux qu'engendre la modification nerveuse due à l'altération du sang. Je ne suis point arrivé au premier résultat, parce que la grande majorité des cas cités dans les recueils divers et même dans les ouvrages spéciaux , sont des faits d'une gravité sérieuse, les seuls qu'on ait jugés assez intéressants pour figurer dans un livre ou pour mériter la publicité. Les proportions de décès que nous trouvons dans les différents relevés le prouvent péremptoirement. Bright, à qui sa vaste expérience permettait de traiter le sujet *ex professo ,* a dû citer dans son travail des cas de gravité variée, qu'il tirait, en grande partie, de sa pratique personnelle; il ne fournit que 8 morts sur 100 malades, c'est-à-dire 1 sur 12. Plus tard, M. Picard, qui a dû emprunter une partie de ses observations à des cliniques ou à des publications qui n'ont enregistré que l'histoire des malades gravement atteints, a trouvé 3 morts sur 21 , c'est-à-dire 1 sur 7. Enfin , si nous faisions le relevé des observations que nous avons recherchées un peu partout (Baillou , Morgagni, Willan, Rayer, journaux français et étrangers) , nous verrions que près des trois quarts des malades ont succombé , proportion infiniment exagérée, comme le prouvent les relevés ci-dessus , ainsi que les quelques faits que j'ai pu voir par moi-même ; sur une douzaine de cas d'urémie observés en divers lieux, la plupart à la suite de fièvres éruptives, je n'ai constaté qu'un décès dans les formes aiguës (forme respiratoire, *obs.* déjà citée), et 1 autre dans la forme chronique, par épuisement du malade à la suite de vomissement et de diarrhée incoercible.

LXXII. Laissant donc de côté un sujet que je ne puis élucider, faute de matériaux, j'ai cherché si les accidents de l'urémie, c'est-à-dire si les phénomènes dus à la modification nerveuse par viciation du sang diffèrent de ceux qui se lient à l'œdème et à l'épanchement séreux intra-crânien.

Une fois sur 13, au dire de MM. Rilliet et Barthez (1), les symptô-

---

(1) *Op. cit.,* t. II, p. 283.

mes d'urémie à la suite des fièvres éruptives prirent la forme convulsive. Or ces symptômes se lient souvent dans de telles circonstances,
à de l'albuminurie très-accusée. Pour notre compte, dans les quelques cas dont nous avons été témoin, à la suite de rougeoles et de
scarlatines, les phénomènes convulsifs ont, le plus souvent, prédominé. Nous trouvons une semblable supériorité des accidents
éclamptiques dans la plupart des observations où l'affection primitive était une inflammation ou une altération chronique du rein, en-
traînant comme conséquence directe l'albuminurie ; et, comme
exemples, nous pouvons citer plusieurs observations du *Traité des
maladies des reins,* de M. Rayer (1). C'est au début de l'albuminurie, ainsi que l'avancent Avrand, Marshall-Hall, Coindet, que se présentent surtout les accidents convulsifs purs ; c'est à la fin de l'affection, ou tout au moins un certain temps après son apparition, que
se montre le coma. «Il peut arriver, que les symptômes cérébraux,
survenus *à une époque avancée de l'anasarque,* ne consistent que dans
un délire intense ou un état comateux qui se termine par la mort » (2).

Cette apparition tardive du coma concorde avec l'opinion que nous
nous faisons sur son origine. La convulsion serait, le plus souvent,
le résultat d'un œdème ou d'un épanchement cérébral ; elle coïncide
avec l'albuminurie prononcée dont une des conséquences normales
est la production d'épanchements séreux. Le coma, le délire, seraient
au contraire les symptômes qui domineraient lorsqu'il y aurait
simple action du sang vicié sur l'encéphale, ainsi que cela se voit
dans certains cas où l'albuminurie n'existe pas, et où les œdèmes
ne peuvent se produire. Enfin le mélange de ces différentes formes
résulterait de l'association fréquente de la viciation du sang et des
œdèmes cérébraux albuminuriques.

---

(1) T. II, art. *Néphrites aiguës et chroniques.*
(2) Rilliet et Barthez, t. II, p. 184.

Tandis que l'éclampsie albuminurique prédomine chez les malades atteints de maladie de Bright, de néphrite, en un mot d'une affection rénale dont le principal caractère est l'albuminurie, nous la voyons manquer presque totalement et le coma s'y substituer dans les cas ou la sécrétion urinaire est entravée, dans les hydro-néphroses, les rétentions, les infiltrations et les défauts de sécrétion de l'urine. Ici point d'excrétion albumineuse, point d'œdème, point d'encéphalopathie convulsive; l'intoxication par un sang vicié est la seule cause morbide à invoquer et le phénomène qui y répond, celui qui tout au moins y domine le plus souvent, est le coma. En admettant que le défaut d'élimination des principes de l'urine concourt à produire ces accidents, ne trouverait-on point dans cette hypothèse la raison de la différence de rapidité des phénomènes contagieux; ils surviennent presque immédiatement, lorsque l'urine stagne dans la vessie ou n'est point sécrétée, par suite du mélange forcé avec le sang de ses éléments toxiques. Dans l'albuminurie une telle viciation est fort rare, puisque l'urine est sécrétée, puis rejetée normalement; ce n'est donc que. plus tard que le sang s'infecte peu à peu soit par un poison spécial, soit par son mélange progressif avec une faible partie des éléments de l'urine, que le rein devenu malade sépare incomplétement.

Il nous serait aisé d'apporter bien des citations et des observations à l'appui sinon de l'explication que je donne, du moins de l'authenticité du fait.

« Nobili cuidam urinæ diu supprimuntur; *comatus fit,* convellitur » (Baillon).

« Morgagni (1) nous cite un homme mort dans la prostration avec rétention d'urine, suite de paralysie de vessie.

« M. Rayer (2) cite un malade qui, pendant la convalescence d'une longue affection rénale, meurt en quatre heures d'un coma subit.

---

(1) Lettre 41.

(2) *Maladies des reins,* t. II, obs. 9.

«Dans la thèse de M. Pitou, dit Balme (1), nous trouvons deux observations, l'une de coma simple, l'autre de délire avec coma, suivies toutes deux d'une mort rapide, et dues à une altération de quantité et de sécrétion de l'urine.

«Le D<sup>r</sup> Pitcairn, cité par Abercrombie, raconte l'histoire d'un enfant d'un an, de bonne santé habituelle, pris de diarrhée, de suppression totale de la sécrétion rénale, et qui mourut subitement dans le coma, sans aucune lésion cérébrale.

«Willan (2) rapporte trois cas de mort très-rapide dans le coma, d'enfants de 9 ans, 3 ans et 2 ans, atteints d'un peu de diarrhée, de tristesse, et d'une suppression d'urine, qui seule, dit-il, pouvait expliquer la mort.

«Goldingbird (3) raconte la mort d'un jeune enfant, atteint de rétention d'urine, qui succomba dans un accès de coma, sans aucune lésion cérébrale.»

Ces quelques exemples auxquels je me borne, faute d'espace, suffisent amplement pour prouver que le coma succède à l'infection urineuse et forme son symptôme de prédilection. Il existe cependant quelques cas où le défaut d'excrétion urinaire a été caractérisé d'emblée par les convulsions, bientôt compliquées de coma, mais leur nombre est bien restreint en proportion de ceux où le coma a seul existé ou prédominé.

A ces faits on opposera peut-être quelques rares exceptions dont nous ne connaissons encore ni l'origine ni le mécanisme. Toutefois, tout en en tenant compte, on peut résumer les faits précédents et conclure en disant que le coma existe principalement avec l'absence de sécrétion ou d'excrétion urinaire, les convulsions avec l'albuminurie; que le coma et les convulsions sont réunis et alternent dans les cas où l'albuminurie est ancienne; si bien que de là ressort le rapport intime qui unit le coma à la viciation du sang par les principes toxiques de l'urine non sécrétée ou à son altération par tout autre élément morbide encore inconnu par nous, tandis que les convulsions résultent de l'albuminurie, c'est-à-dire des

---

(1) Thèse de Paris, 1854.

(2) *Miscellaneus works ischuria in children.*

(3) *Lond. medic. gaz.,* 1840.

épanchements séreux qu'elle provoque, lorsque ces collections ou ces infiltrations ont pour siége l'encéphale. Enfin les convulsions et le coma se mêlent fréquemment, puisque nous venons de voir que l'altération spéciale du sang finit par compliquer peu à peu l'albuminurie ancienne. Il est toutefois une variété de coma qui accompagne toujours l'éclampsie et qu'il me suffira de noter pour empêcher de le confondre avec le coma urémique. C'est cette prostration qui varie depuis la simple indifférence jusqu'au carus qui suit toute convulsion violente. C'est là un phénomène tout mécanique qui résulte de la congestion céphalique que provoque constamment un accès convulsif; il se dissipe rapidement ou persiste jusqu'à la mort suivant la gravité de la lésion cérébrale et la répétition et l'intensité de la cause. Il n'a donc aucun rapport avec le coma urémique qu'il ne saurait simuler.

Le coma enlève plus de malades que la convulsion; l'urémie est en effet plus grave que l'albuminurie simple. Le coma tue plus souvent que la convulsion; ce qui s'explique par la soudaineté d'action du poison toujours plus énergique qu'un épanchement dont la formation souvent lente et les variations de volume émoussent l'action. Le coma est plus fréquent que la convulsion; ce qui doit être, puisque l'urémie existe non-seulement seule, mais de plus elle complique au bout d'un certain temps presque tous les cas d'albuminurie. Le coma, enfin, existe le plus souvent sans lésion aucune de l'encéphale, tandis que l'éclampsie albuminurique se révèle par un œdème ou un épanchement séreux intra-crânien.

LXXIII. Ces conclusions qui ressortent de l'ensemble des observations soumises à notre examen portent également sur des malades adultes et sur des enfants. Elles sont vraies à tous les âges, d'une façon générale; mais dans l'enfance elles subissent quelques légères modifications en raison des conditions particulières qui régissent cette période de la vie. L'albuminurie est très-rare dans la première année; elle résulte surtout des fièvres éruptives qui n'apparaissent guère qu'à une époque plus avancée. La rougeole, la scarlatine, comptent souvent l'urine albumineuse parmi leurs plus graves complications. Tant que des accidents spéciaux ne sont point venus révéler cette nouvelle altération, le médecin la laisse passer inaperçue. Ayant eu l'idée d'examiner, dans une épidémie de rougeole qui sévit dans le service auquel j'étais attaché à l'hôpital des Enfants, les urines de quelques malades, je fus étonné de les voir presque toutes donner aux réactifs un précipité abondant d'albumine, alors qu'aucun symptôme ne révélait encore l'élimination de cette substance. Je pus me convaincre alors que l'œdème n'apparaissait le plus souvent qu'un temps assez long après l'apparition de l'albumine dans les urines, et que les symptômes d'urémie pouvaient précéder parfois cette manifestation ordinaire de l'albuminurie. Dans cette épidémie on put voir que l'intensité des vomissements, que la prostration et l'indifférence des petits malades, ne suivaient nullement la marche de l'anasarque, et que l'augmentation ou la diminution de l'infiltration séreuse n'agissaient le plus souvent en rien sur le degré et l'intensité des manifestations urémiques. Dans l'observation que j'ai rapportée du jeune garçon mort par suite de suffocation urémique dans la convalescence d'une scarlatine, l'œdème n'avait jamais été bien marqué, malgré la coexistence de l'albuminurie ; cet œdème n'éprouva du reste aucune modification de l'apparition des symptômes asphyxiques. Je note cette particularité parce qu'il est à remarquer que, dans les accidents d'encéphalopathie albuminurique, l'anasarque diminue généralement, et qu'il s'établit une sorte de bascule entre ces deux phénomènes. Quoi qu'il en soit, les accidents comateux et convulsifs coïncident souvent dans l'enfance, et dans la dernière période des fièvres éruptives, le médecin devra examiner journellement l'état des urines afin de se prémunir autant que possible contre un accident qui pourrait éclater à l'improviste et venir lui ravir tout à coup un malade dont il annonçait déjà la convalescence.

Il devra de même dans toutes les maladies qui atteignent l'enfance étudier avec soin l'état des fonctions urinaires, et s'assurer même chez quelques tout jeunes enfants, si l'émission de l'urine se fait régulièrement. La rétention ou le défaut de sécrétion de ce produit se présentent en effet assez souvent, comme le prouvent les observations de Golding-Bird, Willan, etc., dans la première jeunesse; elle passe inaperçue pour les personnes inexpérimentées, et souvent même ce n'est qu'à l'autopsie que le médecin qui n'a pu s'assurer de l'intégrité de ces fonctions reconnaît la cause de la mort.

Toutes les fois donc qu'un jeune enfant sera saisi de coma subit ou de convulsions inexpliquées, on devra donc admettre la possibilité d'une lésion de l'appareil urinaire, et faire l'examen attentif de ces organes et de leur sécrétion.

LXXIV. Dans la majorité des cas, il est assez aisé de reconnaître les accidents albuminuriques et urémiques. Dans d'autres circonstances ce diagnostic demande à être établi avec soin. En règle générale, il faut interroger avec attention les antécédents, et essayer les urines par les réactifs ordinaires de l'albumine. M. Aran (*loc. cit.*) engage à noter leur poids spécifique, parce que dans le cas d'urémie sans albuminurie, le rein étant altéré, détruit, ou changé en poche ne laisse plus transsuder ni albumine, ni urée, ni sels, mais uniquement un peu d'eau qui forme à elle seule la petite quantité de liquide expulsé, liquide dont le poids spécifique est moindre que celui de l'urine normale. Nous ne saurions trop insister sur la nécessité de palper et de percuter la région hypogastrique pour y rechercher les signes d'une dilatation anormale de la vessie indiquant sa distension par l'urine. L'introduction d'une sonde suffit du reste pour lever tous les doutes qu'on pourrait encore conserver sur l'accumulation de liquide dans ce réservoir.

L'attaque comateuse de l'urémie ne peut guère se confondre avec aucune autre affection analogue, surtout lorsque les antécédents confirment les caractères de l'accès lui-même. Le coma de l'apoplexie, infiniment rare dans l'enfance, s'en distinguera par la

coïncidence de l'hémiplégie et par la perte moins complète de connaissance. En tout cas, l'hémorrhagie cérébrale est un accident d'une
grande rareté dans l'enfance. Le coma causé par une intoxication
par l'opium administré comme médicament pendant le cours d'une
affection albuminurique ou urémique se caractérise surtout par la
contraction excessive des pupilles, la sueur abondante, le prurit et
l'éruption miliaire que provoque cette substance.

LXXV. Le traitement de l'accès urémique comateux ou convulsif
est malheureusement borné à des moyens qui restent bien souvent
impuissants. La cause étant la même, quelle que soit la forme de
l'accès dans l'urémie, le traitement doit nécessairement être
toujours identique, d'autant que nous ne pouvons que remuer vigou-
reusement l'économie, puisque dans la plupart des cas toute action
directe contre l'agent morbide nous est impossible. Il en est de même
dans les circonstances où nous supposons que les phénomènes
résultent d'un épanchement séreux intra-crânien; aussi indiquons-
nous d'une façon générale les quelques préceptes de thérapeutique
à appliquer aux attaques subites d'encéphalopathie urémique et
albuminurique.

En première ligne nous trouvons tous les révulsifs énergiques dont
j'ai déjà indiqué l'usage à propos des convulsions. En dehors de ces
moyens il ne nous reste guère d'agents actifs contre l'urémie ; rétablir
les vomissements, entretenir la diarrhée, qui sont des voies d'élimination du principe toxique, ou qui agissent peut-être comme des déri-
vatifs physiologiques, exciter la diaphorèse qui dure également, en
un mot exagérer les sécrétions normales, qui peuvent suppléer à
la sécrétion abolie et dériver l'action morbide qui s'exerce sur les
centres nerveux, sont les moyens les plus rationnels et les meilleurs;
mais encore pour les employer faut-il s'y prendre à temps et ne pas
attendre l'apparition d'un accès dans le cours duquel on ne peut les
administrer et contre lequel, du reste, ils demeureraient parfaitement inutiles.

Dans la forme hydrocéphalique on peut essayer de diminuer ou d'arrêter l'épanchement séreux en modérant l'afflux du sang vers la tête par la compression modérée des carotides ; mais il faut éviter autant que possible de spolier l'économie d'une partie de son sang, moyen dangereux, propre à exciter la résorption, mais capable d'entraîner à sa suite d'autres accidents graves. On a conseillé les mauchetures aux malléoles dans les cas d'œdème. Ce moyen peut dégorger les parties où on l'applique, mais nous comprenons difficilement l'action qu'il peut avoir sur les accidents cérébraux. Enfin, M. Pibret conseille l'emploi de la digitale et du calomel, comme modérateurs de la circulation et excitants de l'absorption. Nous répéterons de ces médicaments ce que nous avons dit des vomitifs et des purgatifs, à savoir que, bons à employer pour prévenir un accès, ils restent sans action et sont même impossibles à administrer, une fois l'attaque convulsive déclarée.

# CHAPITRE IV.

### Syncope.

LXXVI. L'enfant, tout aussi bien que l'adulte, est sujet à subir des interruptions de la circulation qui réagissent sur des centres nerveux et produisent la syncope. Méconnue ou tout au moins négligée par les auteurs qui ont particulièrement écrit sur les maladies de l'enfance, l'importance de la syncope fut remise en lumière par M. le D<sup>r</sup> Marotte, à propos d'une note présentée par lui à la Société médicale des hôpitaux (1) et dont un résumé se trouve publié dans les actes de cette compagnie (2).

(1) Marrotte, *Bulletins de la Société médic. des hôpit.*, 1855, p. 69.

(2) *Actes de la Société médic. des hôpit.*, 1855, p. 65.

Zwinguer, de Bâle, l'avait déjà notée et en avait indiqué la gravité, en même temps qu'il cherchait à en expliquer les causes en invoquant les doctrines humoristiques de son époque(1). Cette question retombée dans l'oubli en fut relevée grâce à la discussion que provoqua l'observation et les réflexions consécutives de M. le D^r Marotte, et donna l'occasion à quelques médecins d'apporter quelques faits à l'appui.

«M. Devergie rapporte l'histoire d'un enfant de 8 mois, d'excellente santé, qui succomba tout à coup avec pâleur, faiblesse, résolution musculaire, perte de connaissance, en un mot tous les signes de la syncope la mieux caractérisée.

«M. Ernest Barthez cite deux autres faits analogues : l'un d'un enfant de 6 à 7 mois, l'autre d'un enfant de 10 mois, qui, après avoir pris le sein avec plaisir, furent couchés dans leur état de santé normale, pâlirent et moururent subitement, sans offrir aucun des signes ni de la convulsion ni de l'asphyxie.

«M. le D^r Bouvier rappelle un cas analogue dont il fut témoin pendant qu'il était médecin de l'hôpital Beaujon.

«M. Chassaignac raconta, d'après M. Marrotte, l'histoire de deux jeunes enfants qu'il vit périr subitement avec un ensemble de symptômes, tels que la syncope pouvait seule en rendre compte.

«Enfin d'autres médecins, parmi lesquels je citerai M. H. Roger, M. Delasiauve, ont été témoins de cas semblables dans lesquels la mort était imminente, et ne fut éloignée que par des soins énergiques prodigués dès l'apparition des premiers symptômes. »

En présence de semblables témoignages, dont le nombre s'accroîtrait sans doute beaucoup si on interrogeait à cet égard bon nombre de médecins, l'existence de la syncope et son rôle dans la mort subite ne sauraient être mis en doute.

Il est deux conditions qui favorisent singulièrement cet accident, et qui l'accompagnent presque toujours lorsqu'il se présente à ses divers degrés : ce sont le sommeil et les troubles intestinaux. C'est,

---

(1) *De Pœdoiatria,* etc. ; Bâle, 1721

en effet, presque toujours après avoir pris le sein, ou ingéré une certaine quantité d'aliments, que les enfants sont saisis par la syncope; celle-ci n'atteint guère que les sujets qui, depuis un temps variable, sont affectés de troubles légers des voies digestives, anorexie, diarrhée, digestions difficiles, dégoût pour les aliments, en un mot de symptômes qui peuvent se résumer sous le titre d'embarras gastrique léger. C'est là, du reste, un fait qu'avait déjà constaté Zwinguer quand il attribuait la syncope aux phlegmes qui oppressaient l'estomac. A cet état pathologique de l'estomac M. Marrotte ajoute les troubles intestinaux légers tels que ceux de l'entérite bénigne ou ceux de l'irritation produite par la présence de lombrics dans le tube intestinal. Il invoque encore les impressions morales, la terreur subite, conditions qui peuvent agir puissamment chez l'adulte, mais qui, selon nous, doivent être de bien peu de valeur chez un enfant de quelques mois. La diarrhée ou les émissions gazeuses sont des phénomènes qui accompagnent, précèdent ou suivent presque immédiatement la syncope, si bien que certains médecins se sont demandés lequel de ces deux accidents devait être considéré comme la cause de l'autre.

Le sommeil est également un compagnon presque constant de la syncope; il a été par suite invoqué comme une de ses causes prédisposantes. Je ne vois guère dans ce rapport qu'une simple coïncidence : en effet, les jeunes enfants s'endorment presque toujours lorsqu'ils ont pris une certaine quantité d'aliments; en outre, il est bien rare qu'on les couche et qu'on les abandonne à un sommeil un peu prolongé sans leur avoir offert le sein, et les avoir ainsi prémunis contre le sentiment de la faim, qui ne tarderait point, sans cela, à interrompre leur repos. Ainsi, tout en ne voulant pas enlever au sommeil toute influence sur la production de la syncope, je crois qu'il est juste de diminuer son importance, et d'y voir surtout une coïncidence difficile à éviter.

Les enfants endormis dans ces conditions peuvent être victimes d'une syncope, sans que les personne qui les entourent se doutent du danger qu'ils courent, et ce n'est que quelques heures plus tard qu'on s'aperçoit de l'accident, en ne trouvant plus qu'un cadavre à la place de l'enfant couché peu auparavant dans un état de santé satisfaisant. La syncope a cependant pu quelquefois être prise pour ainsi dire sur le fait, et on a reconnu qu'elle ne différait point en ces circonstances de ce qu'elle est chez l'adulte. Zwinguer indique son début comme un homme qui a dû l'observer plus d'une fois : « Subito omni sensu motuque animali privantur, cum pallore totius « corporis, et frigido sudore ubique effluente, pulsu etiam et respi- « ratione propemodum imperceptibili. » C'est au milieu d'un sommeil tranquille, après avoir ingéré quelques aliments, que les jeunes enfants sont pris d'un peu d'agitation insolite, de mouvements peu étendus, puis d'émissions stercorales et gazeuses, qui tantôt précè- dent, tantôt seulement accompagnent la syncope. Bientôt la face et les lèvres pâlissent légèrement; le nez se resserre et les lèvres se contractent un peu; le pouls faiblit, la respiration s'affaisse et la mort succède à la vie sans autres manifestations extérieures.

Ces faits généraux souffrent cependant quelques exceptions :

« C'est ainsi que M. Barthez a vu un petit enfant plein de santé mourir de syn- cope au bras de sa nourrice, quelques instants après que son père l'avait examiné et laissé parfaitement éveillé. »

Notons encore que la syncope n'emporte pas toujours le malade d'emblée; qu'elle peut se renouveler plusieurs fois de suite et former ainsi une sorte d'attaque composée de plusieurs accès très-rappro- chés qui se renouvellent jusqu'à ce qu'ils finissent par être funestes à l'enfant.

LXXVII. Cette spontanéité de la syncope, son existence pendant le sommeil, le peu de signes qu'elle présente et l'impossibilité où se trouve l'enfant d'attirer l'attention des gens qni l'entourent, doivent faire prendre la syncope en sérieuse considération, dans le cas où on accuse une mère d'avoir asphyxié son enfant trouvé mort auprès d'elle. J'ai déjà abordé cette question en parlant du spasme de la glotte, et je dois y revenir ici avec d'autant plus de raison que quelques médecins admettent que la syncope peut, aussi bien que l'asphyxie, être la cause qui produit la mort dans les convulsions internes. On se souvient des exemples que j'ai cités à cette occasion, et je reconnais, tout le premier, qu'il en est plus d'un qui pourrait peut-être offrir sujet à discussion. La marche des accidents; pâleur de la face, tremblement des bras, défaillance, que nous avons donnés comme caractérisant une des formes des attaques de glottisme, se rapporte si bien à la syncope, qu'on peut se demander avec M. Barthez si la mort n'est pas plutôt l'effet de cette syncope que le résultat d'une asphyxie. La propagation du spasme aux fibres du cœur pourrait expliquer l'origine de cet accident et le lien qui l'unit aux convulsions. Rappelons-nous encore que l'autopsie qui, dans la majorité des cas de glottismanie, a démontré une congestion encéphalique viscérale considérable, a permis chez certains sujets de constater une intégrité parfaite de l'encéphale.

M. Devergie s'élève contre cette opinion et persiste à ne voir dans le spasme de la glotte qu'une asphyxie qui tue le malade. Tout en accordant à la thèse soutenue par ce médecin toute l'importance que lui mérite le nom de son auteur, on ne peut cependant rejeter absolument l'idée de la syncope. Celle-ci peut être primitive, telle que nous venons de le décrire, ou bien être secondaire, et provenir alors d'un spasme musculaire ; c'est à cette complication que serait due quelquefois la mort subite de jeunes enfants au début d'un accès convulsif. M. Barthez, que je cite à l'appui de cette opinion, prétend avoir à plusieurs reprises reconnu par l'autopsie la nature des accidents qui avaient occasionné la mort. Dans un cas, il s'agissait d'une syncope, tandis que dans les deux autres, l'aplatissement du nez de l'enfant par un corps comprimant, la congestion interne du poumon et de l'encéphale, la quantité de sang noir qui gagnait les cavités droites du cœur et le système veineux, ne lui laissèrent aucun doute sur la suffocation et sur l'absence de syncope.

LXXVIII. Ce phénomène physiologique, dont il n'est pas toujours aisé de se rendre compte, peut encore exister à une époque plus avancée de l'enfance, et se produire dans le cours de maladies fébriles, légères ou de convalescences. C'est du moins par elle seule qu'on peut comprendre certains faits rapportés par des médecins dignes de foi, et dans lesquels on ne peut invoquer, pour expliquer la mort subite et inattendue, ni la maladie principale, ni le spasme, ni l'asphyxie.

Ch. West (1) raconte l'histoire d'un enfant de 18 mois atteint de bronchite légère, mangeant bien, et mort subitement peu de temps après son repas, en n'offrant d'autres symptômes qu'une faiblesse et une pâleur notables, qui ont précédé le mal pendant une couple d'heures, sans que les gens qui veillaient l'enfant y eussent prêté attention.

L'observation si connue de M. Louis (2), dont le sujet est une petite fille de 4 ans, convalescente d'une pneumonie limitée au lobe inférieur du poumon gauche, morte tout à coup pendant qu'elle causait avec sa mère, ne peut, de même que la précédente observation, s'expliquer que par une syncope subite, que sa prolongation ou les conditions particulières où se trouvait la malade ont rendue mortelle.

Il est donc inutile d'insister sur la gravité des syncopes, sur la nécessité d'empêcher leur réapparition, lorsqu'une fois déjà elles se sont manifestées; enfin sur l'importance qu'elles peuvent acquérir dans les recherches des causes de la mort subite.

LXXIX. Leur traitement diffère suivant qu'on cherche à prévenir l'accès, ou qu'on veut interrompre une attaque déjà commencée. Dans le premier cas, les vomitifs légers, les absorbants,

---

(1) *Medical times,* 26 novembre 1859.

(2) *Recherches sur diverses maladies,* etc., 1826, p. 501.

les purgatifs doux, ipeca, rhubarbe, magnésie, sels calcaires, ont été employés avec le plus grand succès. L'usage d'un bon lait, la substitution d'une nourrice à l'emploi de l'allaitement artificiel, une ingestion modérée des aliments, administration quelque temps avant le coucher, telles sont les principales précautions hygiéniques dont l'usage peut prévenir l'apparition des syncopes ou rendre leur action moins dangereuse.

Quant aux moyens à employer pendant la syncope même, ils consistent en révulsifs et en excitants externes énergiques, qui ont un double but : celui de rétablir la circulation et d'exciter les sens du malade, s'il s'agit d'une syncope simple ; et celui de rompre en quelque sorte le spasme, si la syncope était la conséquence d'une convulsion interne, propagée ou non aux fibres musculaires du cœur.

# CHAPITRE V.

### Hémorrhagies encéphaliques.

LXXX. La classe des hémorrhagies et des altérations vasculaires de l'encéphale, qui tient une si large place dans la pathologie de la vieillesse, figure à peine dans l'enfance parmi les causes qui peuvent occasionner la mort subite. L'élasticité des parois des vaisseaux, leur intégrité, la régularité de la circulation, la mollesse des sutures et des fontanelles qui, au dire de quelques pathologistes, annulent par leur expansion l'effet des congestions internes, expliquent la rareté de ces lésions. Cependant, l'orsqu'on se rappelle l'activité de la circulation cérébrale et la facilité avec laquelle se produisent vers l'encéphale des ruptures sanguines, on se demande avec raison si la fréquence et la répétition presque quotidienne des causes efficientes des congestions encéphaliques, ne doivent pas contrebalancer, en partie au moins, les conditions favorables qui président à la circulation pendant les premières années de la vie. Rien en effet n'est plus commun que la congestion des centres nerveux et de leurs annexes. Je me suis déjà longuement expliqué à cet égard, et si j'y reviens, c'est uniquement pour rappeler que certaines lésions graves, telles qu'un engorgement vasculaire notable, ou une hémor-- rhagie que nous ne devons considérer que comme un degré plus avancé de la congestion, loin d'avoir occasionné la mort, n'ont souvent été, comme elle, qu'une simple conséquence de la perturbation d'origine connue ou inconnue, qui a bouleversé tout l'organisme ou agi seulement sur les centres nerveux.

Je suis loin de dénier à la congestion l'impossibilité de tuer par elle-même ; les exemples de mort, qu'on ne peut rapporter qu'à cette étiologie, ne sont pas rares, et j'ai indiqué en d'autres lieux son influence réelle sur les convulsions et le coma. Cependant, en étudiant la congestion seule, indépendamment de toute autre altération morbide et isolée des complications qu'elle peut en- traîner vers les organes respiratoires et ceux du mouvement, je n'ai point trouvé de faits qui me l'aient montrée comme l'unique cause de la mort subite. Tous les sujets qui ont succombé dans un coma avec contraction légère ou paralysie partielle dont l'origine re- montait uniquement à la congestion, sont demeurés pendant un temps assez prolongé sous l'influence de ces accidents, et chez eux la mort a été en quelque sorte progressive, prévue et nullement subite.

LXXXI. De la congestion à l'hémorrhagie il n'y a qu'un pas ; c'est une simple question de résistance de la paroi vasculaire ; aussi la fréquence des congestions devrait-elle produire la fréquence des épanchements, si les conditions spéciales que j'ai énumérées en com- mençant ce chapitre ne contrebalançaient dans l'enfance les dangers du molimen hémorrhagique ; cependant, en dépit de ces obstacles, de nombreuses observations prouvent qu'une rupture peut se produire dans les vaisseaux, soit dans les méninges, soit dans la masse cérébrale et donner lieu à deux affections bien distinctes : l'une, qu'on ne rencontre guère que dans l'enfance, la vieillesse ou chez les aliénés, l'hémorrhagie méningée; l'autre, plus rare, l'hémorrhagie cérébrale.

L'hémorrhagie méningée, dont plusieurs exemples nous attestent la gravité immédiate dans la vieillesse ou chez les adultes débilités, guérit presque toujours dans l'enfance avec une rapidité variable et en passant le plus souvent par l'hydrocéphalie ; fort rarement son intensité est telle que la mort s'en suive dans un délai assez court ; les symptômes dominants sont alors ceux d'une compression de la surface des hémisphères, et leur durée n'a jamais été moindre de vingt heures dans toutes les observations dont nous avons pu prendre connaissance, encore n'avons-nous trouvé qu'une seule fois ce terme minimum. D'après Legendre (1), cette lenteur [de l'hémorrhagie méningée dans l'enfance, si différente de la rapidité avec laquelle se produisent les accidents dans un âge plus avancé, proviendrait de ce que dans le premier cas l'hémorrhagie se ferait par exhalation, et dans le second par rupture. Pour cette raison, l'étude de cette lésion ne doit point rentrer dans le programme que je me suis tracé ; je l'ai mentionnée uniquement pour exposer la cause qui me la faisait éliminer.

LXXXII. Beaucoup plus rare que l'hémorrhagie méningée, l'hémorrhagie cérébrale se rencontre cependant dans l'enfance un peu plus fréquemment qu'on ne l'a souvent prétendu. Elle y offre deux formes bien distinctes également funestes : l'hémorrhagie en masse et l'hémorrhagie capillaire; elle siége tantôt chez des sujets vigoureux, tantôt chez des enfants cachectiques, affaiblis, malades depuis

---

(1) *Recherches sur les maladies de l'enfance;* Paris, 1848.

longtemps, et chez lesquels l'épanchement de sang céphalique, pour ainsi dire passif, est l'analogue de ces hémorrhagies qui se produisent si facilement à l'extérieur dans de semblables circonstances. Une des particularités curieuses de cette dernière variété est de passer souvent inaperçue, de produire quelquefois des foyers de dimensions notables sans que des symptômes graves en résultent, et même sans que les manifestations extérieures soient de nature à éveiller l'attention sur la possibilité d'une hémorrhagie cérébrale. Cette propriété de l'hémorrhagie cachectique, que MM. Rilliet et Barthez notent après d'autres écrivains (1), est confirmée par les autopsies qu'on pratique sur des sujets morts de toute autre maladie à une époque postérieure à l'hémorrhagie. Je me rappelle avoir vu mon collègue, M. Renaud, présenter à la Société anatomique des cerveaux d'enfants contenant des foyers hémorrhagiques anciens qu'aucun symptôme n'avait jamais pu faire soupçonner, et à cette occasion plusieurs membres de cette Société rappelèrent des faits analogues dont ils avaient été témoins (2).

Notons toutefois que la présence de ces kystes dans l'épaisseur de la substance cérébrale doit toujours être à craindre, et qu'un jour venant, sous l'influence de conditions nouvelles, ils peuvent, par leur présence, donner lieu à des accidents graves à marche suraiguë, contre lesquels la thérapeutique est presque toujours impuissante à lutter.

L'hémorrhagie cérébrale frappe les enfants cachectiques et débilités plutôt que les enfants vigoureux et robustes : les faits nous prouvent que chez eux l'hémorrhagie n'est point toujours aussi bénigne et qu'elle peut produire des symptômes graves d'emblée, et devenir même parfois immédiatement mortelle.

----

(1) T. II, p. 268.

(2) *Bulletin de la Société anatomique,* 1860 et 1861.

«M. Tneléo, dans le courant d'un mémoire sur les affections des sinus de la dure-mère, nous cite l'histoire d'une enfant de 2 ans, depuis longtemps affaiblie et maladive, qui fut frappée tout-à-coup de phénomènes insolites, et mourut en quelques minutes. L'autopsie expliqua cet accident inattendu en montrant un vaste foyer apoplectique récent au centre de l'hémisphère cérébral droit.»

Les enfants nouvellement nés sembleraient, pendant les premiers jours de la vie, être plus que tous autres sensibles aux effets de l'hémorrhagie cérébrale. Billard (2) nous rapporte plusieurs cas dans lesquels le cerveau était profondément altéré par le fait d'un épanchement de sang dans sa substance, Les enfants avaient continué à vivre, sans accuser par aucun symptôme caractéristique la lésion incurable dont ils étaient atteints, et ce ne fut qu'au bout de quelques jours qu'ils s'éteignirent subitement et que l'autopsie vint annoncer une lésion qu'on n'avait point soupçonnée. «Un fait particulier, dit-il, c'est que, malgré une telle destruction de l'encéphale, les enfants vivent encore quelques jours. Il est vrai qu'ils n'ont, comme on dit vulgairement, qu'un souffle de vie, mais enfin ils respirent, crient et exercent la succion.» Ce sont là à peu près les seules manifestations de la vie dans la première enfance, en y joignant les mouvements irréguliers et sans direction volontaire des muscles. Or, chacun sait combien ces mouvements varient d'étendue et d'intensité suivant les sujets, si bien qu'ils sont réduits à peu de chose chez des enfants débiles, quoique bien portants. On ne peut donc, pourvu qu'ils ne soient pas complétement abolis par l'hémorrhagie, tirer aucun signe de leur diminution. Il est trop naturel de croire à une simple débilité de l'enfant que pourra guérir une bonne hygiène pour supposer dans la masse encéphalique une altération de cette nature ; elle le tuera donc tout à coup, sans que le plus souvent on puisse se rendre compte de cette terminaison subitement fatale.

---

(1) *Archives gén. de méd.*, t. XIX, p. 611, 1ʳᵉ série.

(2) *Maladies des enfants nouveau-nés,* p. 669.

LXXXIII. Il est une autre variété d'hémorrhagie cérébrale dans laquelle les accidents se rapprochent notablement de ce qu'ils sont chez l'adulte. C'est l'hémorrhagie des sujets vigoureux qui, pour la plupart, ont déjà dépassé la première enfance. La durée des accidents est variable, de même que chez l'adulte elle peut osciller entre quelques instants et donner ainsi lieu à l'apoplexie foudroyante, et plusieurs heures de durée, ce qui est le cas de beaucoup le plus fréquent. L'épanchement peut ainsi, chez l'enfant comme chez l'adulte, ne produire la mort que beaucoup plus tard, par suite des complications qui accompagnent ses transformations successives ; mais ce sont là des faits que je ne dois que signaler, pour me borner à l'indication des cas où la mort est réellement subite ou très-rapide. Les observations en sont rares ; cependant leur nombre est encore assez élevé pour qu'on ait pu étudier cette affection, et qu'on ait à en tenir compte dans l'étiologie des morts rapides.

« Un enfant de 7 ans et demi, vif, emporté, avait joué pendant plusieurs heures de suite, la tête exposée aux ardeurs du soleil. Tout à coup, après un accès de colère, il est pris de douleurs intolérables, répondant aux fosses inférieures et postérieures du crâne ; il jeta quelques cris et mourut en un quart d'heure. A l'autopsie ou trouva une congestion cérébrale intense et un épanchement de sang coagulé dans l'épaisseur du lobe droit du cervelet (1). »

Le D<sup>r</sup> J.-H. Wythes (2) expose trois cas de mort par hémorrhagie cérébrale, dont je ne citerai que le premier et le troisième, le deuxième m'ayant semblé douteux et susceptible de recevoir une autre interprétation.

« Le premier est celui d'un enfant de 3 ans, frappé subitement et mort en quelques minutes. L'autopsie montra une forte injection de tout l'encéphale, une infiltration sanguine dans les deux lobes postérieurs, surtout à droite (apoplexie

---

(1) Sédillot, *Biblioth. médic.*, t. XLII, p. 94.

(2) *North americ. medic.-chirurg. review*, janvier 1859.

capillaire); une légère couche de sang à la convexité du cerveau, et un caillot volumineux qui occupait le septum et proéminait dans le ventricule droit. »

« Le troisième cas se présenta chez un enfant de 3 mois, chez lequel la mort se produisit en moins d'une demi-heure, avec des convulsions survenues au milieu d'une parfaite santé. L'examen cadavérique révéla la cause de la mort qui résultait d'une congestion très-forte de la pie-mère et de la substance cérébrale, avec épanchement sanguin dans chaque ventricule. »

« M. R. Quain (1) reçut dans son service un garçon de 9 ans, d'une bonne santé habituelle, malgré une constitution délicate, qui, en jouant au cerceau, s'arrêta subitement, porta la main à la tête, s'affaissa et fut immédiatement transporté à l'hôpital dans un état de perte et de connaissance complète, d'insensibilité des différents sens, et de paralysie mêlée de contractures des muscles. La mort survint sept heures après le début des premiers accidents, et fut expliquée par la présence d'un épanchement volumineux trouvé à l'autopsie dans le centre oval droit. »

« J. R....., âgé de 11 ans, de bonne santé, sans aucune affection cérébrale antécédente, déjeuna comme de coutume, le 13 décembre, et peu après s'en alla gaiement s'embarquer. Une heure après, on le trouva plongé dans l'insensibilité, pieds et mains froids, la respiration stertoreuse, la pupille droite dilatée et immobile, la gauche contractée comme une tête d'épingle; convulsions revenant toutes les dix minutes, pouls très-rapide. A l'autopsie, le cerveau contenait un énorme épanchement de sang qui remplissait le ventricule droit, et avait déchiré le septum » (2).

Ces quelques exemples, faciles à multiplier, surtout si je leur adjoignais les cas beaucoup plus nombreux où la mort survient plus de douze heures après le début des phénomènes, montrent que l'hémorrhagie dans la masse nerveuse encéphalique est un accident qui peut entraîner des altérations telles, que la mort en est la conséquence dans un très-court espace de temps. Toutefois il faut reconnaître que l'hémorrhagie cérébrale est moins fréquente dans l'enfance que dans un âge plus avancé, et que, de plus, elle tend

(1) *Archives gén. de méd.*, t. XXI, p. 209, 4e série.

(2) Dr Worthington, *Provincial medico-chirurg. journal,* 22 avril 1846.

vers une guérison probable et plus rapide, à moins qu'une cause mécanique persistante, qui l'aurait occasionnée une première fois, ne la fasse reparaître une seconde.

LXXXIV. L'incertitude et la variété des symptômes qui se lient à l'hémorrhagie cérébrale, rendent sa détermination parfois d'une grande difficulté. On les a vus si insolites et si différents de ceux qu'on assigne habituellement à l'apoplexie, qu'ils ne sauraient dans de tels cas mettre sur la voie du diagnostic. La céphalalgie, le désordre des mouvements, l'insensibilité de la rétine, les pertes de connaissance, le refroidissement progressif, la paralysie et la contracture, soit qu'elles alternent sur les mêmes muscles, soit qu'elles siégent sur deux côtés distincts du corps, sont autant de symptômes qui se rencontrent dans l'hémorrhagie cérébrale ; leur réunion peut acquérir une certaine valeur, mais elle est rare, et lorsque ces différents signes sont séparés, on ne saurait leur accorder que bien peu de confiance et n'en tirer que des conclusions très-problématiques.

Il est tout à fait exceptionnel de voir l'hémorrhagie cérébrale chez l'enfant se manifester avec le même appareil symptomatique si caractéristique dans l'adulte. M. Vernois (1), en rapporte un bel exemple confirmé par l'autopsie. En semblable circonstance, le doute n'est plus permis sur la nature de la lésion et son rapport avec les symptômes ; malheureusement les faits semblables sont trop rares pour servir de règle, et nous pensons résumer toute la symptomatologie de cette affection dans les deux propositions suivantes : Dans nombre de cas, l'hémorrhagie passe inaperçue sans donner lieu à aucun symptôme immédiatement perceptible ; dans les autres circonstances, l'hémorrhagie se traduit par le même ensemble d'altérations de la motilité et de la sensibilité que nous avons déjà vu caractériser

---

(1) *Archives gén. de méd.*, t. IX, p. 353, 1e série.

presque indistinctement toutes les perturbations et les altérations
de circulation et de texture de l'encéphale. Nous ne saurions donc,
sauf exception, établir au premier abord un diagnostic précis
entre l'hémorrhagie et les autres lésions de l'encéphale, et ce n'est
que par exclusion, par absence de quelque symptôme habituel
dans chacune d'elles, plutôt que par une étude directe des phénomènes, qu'on parvient à les rattacher à leur véritable cause.

LXXXV. Dans la grande majorité des cas, le traitement se borne
donc, de toute nécessité, à l'emploi de moyens révulsifs externes
que nous avons préconisés dans la plupart des accidents nerveux
dont la cause est inconnue. Leur action, impuissante contre la lésion
produite, aura l'avantage incontestable de détourner l'afflux sanguin
qui se fait vers le siége de la lésion et de l'irritation. Si donc nous
ne pouvons remédier à l'altération qui persiste dans son entier,
nous devons chercher à en prévenir l'aggravation, et l'emploi énergique d'une médication révulsive est un des meilleurs moyens de
parvenir à ce but. Elle a de plus l'avantage de diminuer la torpeur,
d'enlever les phénomènes purement nerveux, et de convenir dans la
plupart des circonstances, où, la cause étant inconnue, le premier
soin du médecin est de combattre le symptôme, si ce symptôme est
dangereux par lui-même.

En agissant ainsi, il n'a point à craindre d'employer une médication qui, conforme en apparence aux indications du symptôme,
serait contraire aux exigences de la maladie.

Une fois l'affection reconnue, il faudra sans doute revenir à des
moyens aptes à diminuer l'afflux du sang vers le cerveau ; toutefois,
c'est dans l'enfance qu'il faut surtout être sobre d'émissions sanguines. Le dégorgement des vaisseaux cérébraux, à l'aide d'un écoulement prolongé de sang obtenu par l'application successive de quelques sangsues placées une par une aux apophyses mastoïdes, est à
peu près le seul agent de ce genre auquel on doive recourir.

Il ne faut point oublier que l'enfant est sujet à tomber dans l'as-

thénie, et que cet état est d'autant plus imminent que les fonctions
nutritives fonctionnent difficilement et que l'influence générale du
système nerveux sur l'économie est altérée et modifiée. C'est là une
des raisons qui doivent inspirer une extrême modération dans l'emploi des émissions sanguines. Les complications inflammatoires sont
rares ; aussi les toniques, les analeptiques, une nourriture substan-
tielle, combinée avec une bonne hygiène, avec l'entretien de la
liberté du ventre, et quelques excitations extérieures légères, sont-
ils les meilleurs agents de guérison. C'est ici, plus que partout
ailleurs, que trouve son application le principe que M. le professeur
Trousseau a développé dans ses cliniques ; pour exciter la résorption
du produit épanché, pour accélérer la cicatrisation du foyer, ce médecin bannit la saignée, et préconise les diffusibles et le meilleur des
toniques, l'alimentation. Ce que nous n'oserions faire chez un vieillard, nous le conseillons chez un enfant ; sans admettre dans son ensemble et dans toutes ses conséquences le précepte du professeur
de l'Hôtel-Dieu, nous l'adoptons pour ce cas particulier, en nous
basant sur l'examen des faits d'où nous avons déduit les principes
qui font la base de notre traitement et que nous résumons ainsi :
1° rareté des complications inflammatoires siégeant dans le foyer
des hémorrhagies de l'encéphale ; 2° existence de ces hémorrhagies, principalement chez des sujets cachectiques, malingres et débilités ; 3° la privation d'aliments, jointe à la perturbation nerveuse
et au trouble que l'hémorrhagie a apportés dans l'économie, engendre
la débilité et l'asthénie, qui ne tarderont point à enlever ceux que
l'hémorrhagie aura épargnés.

---

# CHAPITRE VI.

## Compression et tiraillement du bulbe.

LXXXVI. J'ai, si je ne me trompe, envisagé dans les chapitres précédents toutes les modifications des centres nerveux capables de produire la mort subite, ainsi que les principaux symptômes qui doivent révéler au médecin un danger imminent. Je devrais donc terminer ici ce travail, malgré son insuffisance sur beaucoup de points, si je ne croyais utile de rattacher aux lésions du système nerveux un genre de mort qui survient surtout dans l'enfance, et qui provient d'une compression subite du bulbe et de l'origine de la moelle. Je veux parler des accidents qui résultent d'une luxation spontanée des premières vertèbres du cou dans le cours d'une maladie chronique de leurs articulations. La mort, dans ces cas, est instantanée, et on la voit se produire chez des sujets dont les articulations, en apparence peu malades, n'inspiraient encore au médecin que de bien vagues inquiétudes.

« Une fille de 11 ans, grande, assez bien musclée et douée d'embonpoint, était couchée au n° 17 de la salle Sainte-Pauline, à l'hôpital des Enfants Malades. Elle n'offrait qu'un très-léger gonflement de la partie postérieure du cou, quelques douleurs vagues dans cette région et le long du trajet des nerfs qui en émergent, un peu de roideur dans le port de la tête, et un torticolis assez prononcé du côté gauche. Une tumeur siégeant en avant du larynx et répondant au lobe gauche du corps thyroïde offrait tous les caractères d'un goître; mais, en présence de la lésion vertébrale probable, MM. Guersant et Bouvier modifièrent leur diagnostic et suspectèrent l'existence d'un abcès par congestion. La malade se levait toute la journée, jouait au jardin, courait, avait le libre usage de tous ses muscles, mangeait de bon appétit, et s'occupait même, malgré la défense du chef de service, à des travaux assez pénibles dans la salle. Tout annonçait chez elle une lésion superficielle des vertèbres; on ne désespérait nullement de la guérison, et, tout en regardant le pronostic comme fâcheux, on était fort loin de lui attribuer une gravité immédiate. Sur ces entrefaites, cette jeune fille se lève, dans le courant de la nuit, pour aller au cabinet, traverse la salle parfaitement éclairée,

tombe, est relevée par l'infirmière de veille, accourue au bruit, et succombe avec
de légers mouvements spasmodiques en moins de deux ou trois minutes. L'autopsie nous montra une maladie des articulations occipito-atloïdiennes, avec
luxation de l'occipital sur l'atlas par un double mouvement de torsion et de projection en avant, et une compression très-forte du cordon nerveux à son passage
dans le trou occipital. Il n'existait nulle part d'épanchement de pus, et la tumeur
prélaryngienne était, ainsi que le supposaient MM. Guersant et Bouvier, une hypertrophie du corps thyroïde. »

J'ai cité ce fait, quoiqu'il n'ait en lui-même rien de bien particulier, pour démontrer la gravité extrême des maladies même légères
des articulations des premières vertèbres, maladies qui impliquent
avec elles l'imminence de la mort subite. Ce mode de terminaison est,
il est vrai, le plus rare ; la paralysie progressive, l'affaiblissement
du sujet, précèdent presque toujours la terminaison fatale, mais il
n'en est pas moins vrai que parfois la mort instantanée se produit
dans le cours d'une santé encore assez vigoureuse, et à une époque
où le médecin aussi bien que les parents sont fort loin de s'attendre
à un si brusque dénoûment.

LXXXVII. De ces accidents par compression de la moelle, je rap-
procherai ceux qui sont dus à son tiraillement, sorte de trauma-
tisme suffisant pour tuer le sujet, même avec intégrité complète des
vertèbres cervicales. Ces cas sont fort rares, et peut-être aucun de
ceux que l'on cite n'est-il bien authentique; aussi je ne veux en aucune
sorte les discuter ni m'en porter garant.

Parmi les quelques faits de cette sorte, il me suffira d'en citer un
des plus connus pour mettre le lecteur à même de juger de la
valeur de l'explication.

« J.-L. Petit raconte qu'un enfant de 6 ans, de bonne santé, et sans lésion
préalable du cou, entra chez un voisin, qui, pour jouer, le saisit par le menton et
l'occiput, et l'enleva ainsi à une certaine hauteur. L'enfant s'agita convulsivement
et mourut aussitôt. »

De semblables faits ne se rapprochent - ils point du prétendu tiraillement et de la luxation si longtemps supposée de la seconde vertèbre sur la première, à laquelle on attribuait la mort des pendus? Cette luxation existe parfois, il est vrai, mais bien rarement; encore ne l'a-t-on constatée que chez les suppliciés qui avaient subi des violences spéciales, et il serait peut-être difficile de leur assimiler l'enfant dont parle J.-L. Petit. Je me borne donc à citer le fait, en laissant à plus instruit que moi le soin de formuler les lois de sa production.

# TABLE DES MATIÈRES.

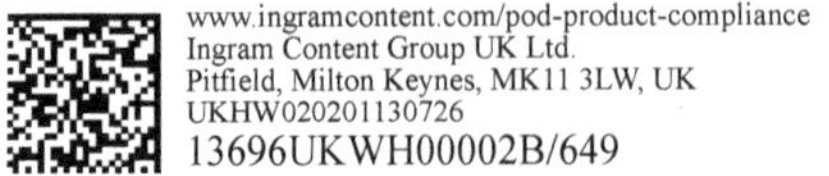
www.ingramcontent.com/pod-product-compliance
Ingram Content Group UK Ltd.
Pitfield, Milton Keynes, MK11 3LW, UK
UKHW020201130726
13696UKWH00002B/649